Dagny und
Imre Kerner

Heilen

Vom Umgang
mit Geistheilern

WILHELM HEYNE VERLAG
MÜNCHEN

HEYNE ESOTERISCHES WISSEN
Herausgegeben von Michael Görden
13/9816

Umwelthinweis:
Das Buch wurde auf
chlor- und säurefreiem Papier gedruckt.

Taschenbucherstausgabe 2/2000

Wilhelm Heyne Verlag GmbH & Co. KG, München
http://www.heyne.de
Printed in Germany 2000
Umschlaggestaltung: Atelier Bachmann & Seidel, Reischach
Umschlagillustration: Hans Nelemann/The Image Bank,
München
Satz: Pinkuin Satz und Datentechnik, Berlin
Druck und Bindung: Presse-Druck, Augsburg

ISBN 3-453-16249-8

Inhalt

Dank

Der Gedanke, ein Buch über das Thema Heilen schreiben zu können, kam das erste Mal bei Dreharbeiten in den USA, als wir Heiler im Kupferplattenraum der weltberühmten Menninger-Klinik filmten und erfuhren, daß es »harte wissenschaftliche Fakten« zum Thema Heilen gibt. Dr. Elmer Green, der die Heiler-Studien der Klinik leitete, half uns zusammen mit Dr. Patricia Norris und Dr. Steven Fahrion aus Topeka, Kansas, immer wieder mit Ideen und klugem Rat. Sie führten auch unser Alpha/Theta-Gehirnwellentraining durch, auch dafür möchten wir uns herzlich bedanken.

Rosalyn Bruvere, promovierte Theologin, Pastorin und Heilerin von internationalem Renommee, und ihr Mann, Ken Weintrub aus Los Angeles, Kalifornien, begleiteten uns als Lehrerin, Karatetrainer und sehr viel mehr. Zweimal im Fall von Krankheit, einer Wirbelsäulenverletzung bei Dreharbeiten und einem komplizierten Armbruch, der durch eine eigene Unachtsamkeit beim Karatetraining passierte, half uns Rosalyn mit ihren »heilenden Händen«. Wer die Schmerzen von beiden Verletzungen kennt, weiß, daß Dank ein eher schwaches Wort dafür ist, wenn man nach einer Behandlung von ihr plötzlich schmerzfrei ist, sich wieder bewegen kann und der zertrümmerte Arm schnell und ohne Komplikationen heilt.

Rosalyn war es auch, die uns den entscheidenden Anstoß gab, dieses Buch zu schreiben. Beim Mittagessen, als wir über Energien sprachen, ließ sie uns mit unseren Händen auf ihrem Hals spüren, was sie mit der Veränderung von Energien in ihrem eigenen Körper machte. Nach kurzer Zeit konnten wir das spüren, was vorher im langen Gespräch nicht nachvollziehbar war. Sie lachte und sagte, »so, jetzt beschreibt das mal«. Wir nahmen die Herausforderung an, wohlwissend, daß das Erlebte letztendlich nicht durch Beschreibungen wiedergegeben werden kann.

Auch Ken Weintrub, ein Künstler der Kampfsportarten, der uns die Energieseite von Karate bis Tai Chi zeigte und lehrte, lieferte grundlegende Ideen für dieses Buch. Der chinesische Spruch: »Ein Lehrer für einen Tag ist ein Geschenk fürs ganze Leben« bringt die Sache auf den Punkt. Die beiden haben uns viele, sehr viele »Geschenke« gemacht, die unser Leben veränderten. Und das Lernen geht weiter.

Danken möchten wir auch Barbara Quint, selbständige Datenbank-Rechercheurin aus Santa Monica, Kalifornien. Sie führte unsere Literaturrecherche zum Thema Heilen in medizinischen Datenbanken durch und half uns auch in verzwickten Fällen, Kontakte zu Ärzten und Wissenschaftlern herzustellen.

Zu Swan und Wolf Storm, dem Hüter der Tradition der indianischen Zero Chiefs in den Bergen Nordkaliforniens, reisten wir für ein Interview – und blieben eine Woche auf der Suche nach unserer Vision. Das geplante Interview hat nie stattgefunden und wurde überflüssig, weil wir vieles erleben und erfahren durften, von den beiden und der Natur, den Bäumen, der Schlange, den Raben und Eulen, dem Adler auf dem Weg zum Meer.

Diese Amerikareise unterstützte die Schweisfurth-Stiftung in München finanziell, wofür wir uns herzlich bedanken.

Freunde und Kollegen halfen uns immer wieder mit Tips, Gesprächen und Literatur: Heinrich Brunner aus Ulm, Petra Rosenberg, Hilden, Aleke Schücking, Köln,

Uli aus Hamburg und Anja Homeyer, Bonn, die über »Ägypten« recherchierte.

Unser Dank gilt auch unseren Interviewpartnern aus vielen Ländern, die ihr Wissen und ihre Gedanken mit uns teilten. Und unseren Freunden, die Verständnis dafür hatten, daß wir für Monate nur für unser Buch Zeit hatten. Ganz entscheidend war hier auch das (fast) durchgehende Einverständnis unserer beiden Kinder Maiko und Niko …

Ganz besonders möchten wir uns bei unserer Lektorin, Erika Stegmann, im Kiepenheuer & Witsch Verlag, Köln, bedanken. Sie hat, nicht zum ersten Mal, unser Projekt von Anfang an partnerschaftlich und einfühlsam begleitet. Ohne sie und die Zusammenarbeit mit allen anderen Kollegen im Verlag würden Sie, liebe Leser, dieses Buch jetzt nicht in Händen halten.

Einleitung

Es war die Zeit der großen Veränderungen für unsere Vorfahren, vor etwa dreieinhalb Millionen Jahren in der afrikanischen Savanne. Ihre Füße hatten sich schon beträchtlich verändert, sie waren auf halbem Weg zwischen Affen- und Menschenfüßen. Noch waren sie zum Klettern gut geeignet, aber sie taugten auch schon für lange Fußmärsche in aufrechter Haltung. Die Morgendämmerung der Menschwerdung begann, als unsere Vorfahren von den Bäumen herabgestiegen waren und ihre Hände frei wurden. Frei für den Gebrauch von einfachen Werkzeugen wie Steinen und Keulen, die sie in ihrem erweiterten Lebensraum, den baumlosen Savannen, dringend benötigten. In den Ebenen sahen sie sich plötzlich ganz anderen Schwierigkeiten gegenüber als die Jahrtausende zuvor auf den Bäumen. Die Welt der Ebenen war voller starker und schnell agierender Raubtiere, giftiger Schlangen, unendlich großer Tierherden, die sie bislang nur von oben gesehen hatten. Die Zeit der blutigen Kämpfe hatte begonnen, wo sie sich nicht mehr hauptsächlich verteidigten, sondern zum Angreifer, zum Jäger und Krieger wurden.

Auch ihre Babys machten die große Veränderung mit. Sie klammerten sich nicht mehr auf dem Rücken ihrer Mütter fest, sondern entdeckten, wieviel bequemer es war, auf den Armen herumgetragen zu werden. Gleichzeitig war das Leben für sie wie für ihre Mütter und Väter gefährlicher geworden. Kampf und Jagd bedeuteten mehr Verletzungen, mehr Knochenbrüche und auch andere Krankheiten. Das Wissen um die Versorgung von

Wunden, die Heilwirkung von Pflanzen und Kräutern bei bekannten Krankheiten hatten sie bereits auf den Bäumen gehabt, wie alle Tiere für ihren jeweiligen Lebensraum. Durch den vergrößerten Bewegungsraum mit langen Fußmärschen durch unbekanntes Gebiet auf der Suche nach Nahrung hatten sie nun die Möglichkeit neuer Beobachtungen. Sie entdeckten bislang unbekannte Heilpflanzen, sahen, wie andere Tiere bei Verletzungen bestimmte Plätze aufsuchten, sich in der Erde wälzten, um die Blutung ihrer Wunden zu stillen. Die Sammlung medizinischen Wissens hatte begonnen.

In dieser Zeit mag es geschehen sein: Eines der Kleinkinder erlitt schwere Verletzungen, als der Familienverband eine Raubkatze von ihrer frischerlegten Beute vertreiben wollte. Das Tier griff an und traf mit einem Hieb seiner Pranken das kleine Kind. Als die Gefahr vorbei war, begann die Mutter sofort, seine Wunde zu lecken, um sie zu säubern. Durch Heilerde und hastig gesammelte Kräuter konnte die Blutung gestoppt werden. Die Mütter saßen abends dichtgedrängt zusammen, still hörten sie das Wimmern des Kindes. Alle erwarteten, daß das kleine Kind an seiner schweren Verletzung sterben würde. Nur seine Mutter gab nicht auf. Liebevoll drückte sie das Kind an sich, leckte es wieder und wieder und hielt ihre Hand auf die Wunde.

Zur Überraschung aller überlebte das Kleinkind nach Tagen der Krise. Anerkennend nickte die älteste der Mütter, als das Kind das erste Mal die immer wieder angebotene Nahrung annahm.

In einer Zeit, in der die Erinnerung noch sehr wach war, wie die Mutter ihr kleines Kind durchgebracht hatte, passierte mit einem der Babys etwas Ähnliches. Wieder saßen die Mütter zusammen, mit einer Mischung aus Traurigkeit, Neugierde und Mitgefühl betrachteten sie das wimmernde Baby in den Armen seiner Mutter, die leise Klagelaute ausstieß. Als die zweite Nacht begann, wuchs ihre Verzweiflung. Aus ihrer Hoffnungslosigkeit stiegen Bilder der Erinnerung in ihr hoch, wie vor einiger Zeit die Mutter, die jetzt neben ihr saß, ihre Hand die ganze Nacht über die Wunde ihres Kindes gehalten hatte. Plötzlich drehte sie sich zu ihr hin, nahm ihre Hand und legte sie auf die Wunde des Babys. Die anderen Mütter wurden vor Überraschung völlig still, das hatten sie noch nie gesehen. In ihrer Neugierde rückten sie noch näher heran. Das Bild in ihrer Mitte änderte sich nicht, die ganze Nacht über blieb die Hand der Mutter, die vor einiger Zeit ihr schwerverletztes Kind durchgebracht hatte, auf der Wunde des kleinen Babys. Als der Morgen dämmerte, trank das Baby an der Brust seiner Mutter. Es würde überleben. Das aufgeregte Kreischen der Gruppe teilte allen mit, daß hier etwas Unerhörtes, noch nie Dagewesenes geschehen war.

So oder ähnlich mag das Szenario gewesen sein, als die Menschen das Heilen durch Handauflegen entdeckten.

Mit Beginn der Arbeitsteilung in jedem Familienverband, jeder Sippe oder jedem Stamm gab es eine Person, die durch ihre Fähigkeiten und ihr erworbenes Wissen am besten Krankheiten behandeln konnte. Mit der Zeit wuchsen ihre Aufgaben, die Zeremonien und Riten unserer Vorfahren kamen dazu. Wie sie auch immer genannt wurden, Medizinfrauen und Medizinmänner, Schamanen oder Heiler, ihre Heiltradition ist so alt wie die Geschichte der Menschheit. In priesterähnliche Aufgaben wuchsen sie hinein, als der Ausdruck von Spiritualität Formen annahm. Und alle hatten sie immer eine Aufgabe gemeinsam: ihr Wissen zum Wohle des Stammes an geeignete Personen weiterzugeben. So entstand eine Kette der Überlieferung des ältesten Kulturerbes der Menschheit.

Im Verlauf der Geschichte wurden die Bewahrer der Traditionen immer wieder von Herrschern, wenn sie ihnen im Wege standen, verfolgt und umgebracht. So ist die Geschichte des Heilens auch eine Geschichte seiner Unterdrückung.

Die Zerstörung des Wissens über Heilen und die Energien des Menschen ist in Europa fast vollständig. Überlebt hat es bei den Naturvölkern, die noch in Stammesverbänden leben, wie bei den Indianern Nord- und Südamerikas und den Eingeborenen Afrikas und Australiens. Lebendig ist es auch in Asien, wo in vielen Ländern die alten Heiltraditionen über »Chi«, »Prana« und »Ki« Teil der heutigen Medizin, Religionen und Kulturen sind.

Wir reisten zu einem der Bewahrer der alten Traditionen, dem Zero Chief Hyemeyohst Storm. Weißer Wolf ist sein Medizinname. Er blickt auf eine mehrere zehntausend Jahre alte Tradition der beiden amerikanischen Kontinente zurück und lehrte uns, wie Natur heilen kann. Die weltberühmte Auraleserin und Heilerin Rosalyn Bruyere beherrscht die hohe Kunst des Heilens, sie schöpft ihr Wissen aus der indianischen Kultur Amerikas, der Schule von Meditation und Energiemedizin der Mönche Tibets und vor allem aus der vergangenen Hochkultur Ägyptens. Es ist ihr zu verdanken, daß sie das gesammelte Wissen an ihre Lehrlinge und Tausende von Schülern in vielen Ländern der Erde weitergibt und durch die Zusammenarbeit mit Ärzten und Wissenschaftlern die Brücke zur modernen Gesellschaft schlägt.

Unsere Reise führte uns auch in die Labors der Wissenschaftler, die von der anderen Seite her die Brücke bauen. In Deutschland durften wir im Biophotonenlabor des Quantenphysikers Fritz Popp das »Licht des Lebens« sehen, das jede lebendige Zelle und auch der Körper des Menschen ausstrahlt. Ein Restlichtverstärker machte es möglich. Mit der Arbeit über Gehirnwellen und veränderte Bewußtseinszustände, der Messung von Heiler-Kräften mit physikalischen Methoden sind amerikanische Forscher an vorderster Front der Wissenschaft. Bei ihnen lernten wir, wie einfach es im Prinzip ist, die eigenen Gehirnwellen willentlich zu verändern und damit Bewußtsein, geistige Fähigkeiten und die Gehirnchemie zu beeinflussen.

Und wir trafen viele Patienten, die Heilung erfuhren, und sprachen mit Krankenschwestern, Heilern und Ärzten, die diese Kranken mit ihren Energien behandelten. In vielen Ländern der Erde.

Mit dem Heilen durch Energie ist es wie mit dem Geschmack von Mango. Warum? Weil … Nein, liebe Leser, später, dies war nur die Einleitung. Viel Spaß beim Lesen!

Im April 1997

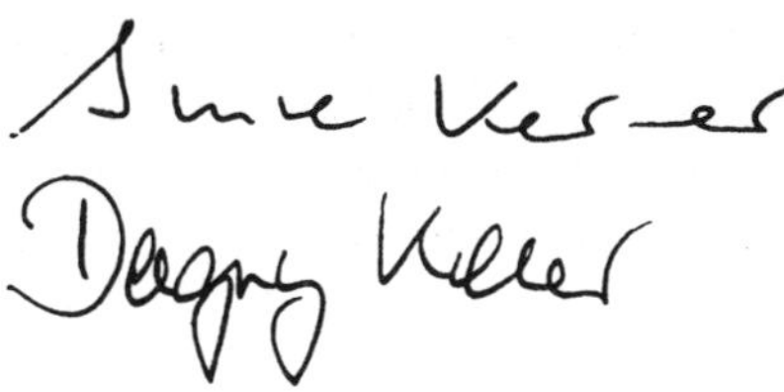

1

Stille Revolution im Krankenhaus

Fortschritt auf amerikanisch

An diesem Morgen im August liegt Joseph Randazzo, pensionierter Kaufhausmanager, auf dem Operationstisch des renommierten Columbia-Presbyterian-Krankenhauses in New York City.

Joseph ist 69 Jahre alt. In den kommenden Stunden wird eine Bypassoperation durchgeführt werden. Drei Bypässe sind zu legen. Überlebenswichtige Arterien in der Herzgegend sind fast vollständig verstopft von Ablagerungen.

Zwischen Nacken und Brustkorb ist ein OP-Tuch wie ein Vorhang aufgespannt. Der graue sterile Stoff hat einen praktischen Zweck: Er soll den Blick auf die Stelle, an der operiert wird, für eine Frau versperren, die beim Kopf des Patienten sitzt. Sie ist keine Ärztin.

Auf der einen Seite des Baumwollvorhangs wird klassische westliche Medizin betrieben. Das siebenköpfige Operationsteam bewegt sich routiniert und schnell zwischen diversen Maschinen und Apparaten, die die Körpertemperatur des Patienten auf knapp 35 Grad Celsius gesenkt haben und beinahe die Hälfte seines Bluts aus dem Körper entfernten, damit möglichst wenig Blut durch die Operationsschnitte austritt. Maschinen, die nun für die nächsten zwei Stunden Josephs Körperfunktionen übernommen haben, leisten die Arbeit von Herz und Lunge für die Dauer der Operation.

Neben dem Operationstisch das bekannte Bild: fein säuberlich aufgereiht und sortiert wie Soldaten vor der Schlacht die chirurgischen Instrumente: 20 Zangen und Pinzetten, 41 Klammern, 11 Paar verschiedener Scheren.

Dr. Mehmet Oz, 37 Jahre alt, hat bereits eine steile Karriere hinter sich und ist heute einer der bekanntesten Herzchirurgen Amerikas. Die Instrumente führt er mit sicherer Hand tief im Innern von Joseph Randazzos Brustkorb. Er verbindet einen Abschnitt der aus dem Bein herausoperierten Vene mit der Aorta, der Hauptschlagader des Patienten. Damit ist der erste Bypass gelegt, unter Umgehung der Stellen, wo die Arterien so verstopft waren, daß Joseph jederzeit hätte an einem Herzinfarkt sterben können.

Auf der anderen Seite des Vorhangs, am Kopfende des Patienten, arbeitet ein Paar anderer Hände. Wenige Zentimeter über Randazzos blasser Stirn führen diese Hände sanfte, kreisförmige Bewegungen aus, als ob die Luft glattgestrichen werden soll. Es sind Helen McCarthys Hände. Sie ist Teil des Operationsteams, eine Krankenschwester mit Ausbildung in »Therapeutic Touch«, zu deutsch etwa »Therapeutischer Berührung«.

Therapeutic Touch ist eine Form des Heilens durch Energieübertragung. McCarthy ist überzeugt, daß das Energiefeld einer Person sich über den eigentlichen Körper hinaus erstreckt und daß sie dem Kranken hilft, sich auch im Zustand der Anästhesie zu entspannen, indem sie ihre Energien bewußt über ihre Hände zum Körper des Patienten lenkt, auch wenn sie seinen Körper gar nicht direkt berührt. Wo sie im Energiefeld Stellen mit besonderer Wärme aufspürt, bleiben ihre Hände oberhalb davon ruhen, um die Wärme auszugleichen, Stauungen von Energie aufzulösen.

An einem Punkt im Verlauf der Operation am offenen Herzen steht sie auf, geht zu dem Plastikbehälter, in dem das Blut des Patienten aufbewahrt wird, und macht die gleichen Handbewegungen wie vorher um den Kopf herum: aus dem Verständnis heraus, daß das Blut ja ein Teil des Patienten ist.

Der Anblick des Operationsteams und einer Energieheilerin, zusammen am selben Operationstisch, in einem weltberühmten Krankenhaus, würde hierzulande nur ungläubiges Kopfschütteln auslösen. Das Verständnis von modernster Medizin hierzulande geht in eine völlig andere Richtung als das US-amerikanische. Trotz steigenden Unmuts auf seiten der Patienten setzen deutsche Ärzte nach wie vor einseitig auf die Apparatemedizin. Apparate, je komplizierter und teurer, desto besser.

Die andere Seite der Entwicklung in Amerika, ohne Vorurteile und Berührungsängste, mit einem gehörigen Pragmatismus, das in die Schulmedizin zu integrieren, was dem Patienten hilft und obendrein noch billig ist, wird in Europa weitgehend ignoriert. Die Szene im Operationssaal 23 des Columbia-Presbyterian in New York ist für amerikanische Verhältnisse zwar ein aufregender Ausschnitt der Zusammenarbeit von Schulmedizinern und Heilern, aber schon lange keine Novität mehr.

Professor Mehmet Oz, einer von fünf Spezialisten landesweit für die Entwicklung von künstlichen Herzen, steht »Therapeutic Touch« durchaus »skeptisch« gegenüber. Auf der anderen Seite ist er aus der Praxis des medizinischen Alltags heraus immer aufgeschlossener geworden für Konzepte »alternativer«, die Schulmedizin ergänzender Medizin: »Wir können heute die meisten Infektionskrankheiten erfolgreich behandeln, wir haben insgesamt unglaubliche Fortschritte gemacht. Meine

Karriere ist auf Wissenschaft aufgebaut. Aber ich erkenne an, daß es Gebiete gibt, gesundheitliche Probleme, wo die Wissenschaften nicht helfen können.«

Er selbst macht dreimal die Woche Yoga, seit vielen Jahren, oder verarztet seine Kinder bei den üblichen Erkältungs- und Kinderkrankheiten mit althergebrachten Hausmitteln, aber bei seiner Arbeit hatte er lange Zeit über sein Interesse an alternativen Richtungen geschwiegen.

Es dauerte dann bis 1993, als er sich, am Ende einer besonders komplizierten Bypassoperation, mit Jery Whitworth, seinem für die Herz-Lungenmaschine zuständigen Kollegen, darüber unterhielt, was zusätzlich zur Anästhesie noch getan werden könnte, um die Patienten während der Operation völlig entspannt zu halten. Das gesamte OP-Team kam aus dem Staunen nicht heraus, als die beiden begannen, lebhaft über Yoga, Traumreisen und Meditationen zu diskutieren.

Ein halbes Jahr später hatten sie ein Zentrum für ergänzende medizinische Richtungen eröffnet, das »Complementary Care Center« im Columbia-Presbyterian-Hospital, wo die Patienten auf die Operation vorbereitet und nach der Operation weiterbehandelt werden können. Heutzutage arbeiten 55 Krankenhausangestellte dort mit. Einige der Patienten hatten so ihre Zweifel: Werden Sie unter Hypnose jetzt vielleicht bellen wie Hunde? Werden sie ihre Köpfe rasieren müssen oder sich mit orangenen Tüchern einkleiden, um Yoga zu machen? Die Ergebnisse allerdings waren eindrucksvoll: Es wurde festgestellt, daß in das Alternativprogramm eingebundene Patienten weniger Ängste und weniger postoperative Schmerzen hatten, die Gesundung also schneller und reibungsloser verlief.[1)] Im Jahr 1996 wurden bereits knapp dreitausend Patienten mit Ergänzungsmethoden zur Schulmedizin von Homöopathie bis zu Therapeutic Touch, also Heilen durch Energie der Hände, behandelt.

Das Columbia-Presbyterian-Krankenhaus in New York ist eigentlich eine durch und durch konservative Institution, in dem die Sicherheit der Patienten, was die Behandlungsmethoden anbelangt, eine eminent wichtige Rolle spielt. Nicht nur die Krankenhausgremien selbst, sondern auch außenstehende, unabhängige Gutachter durchleuchten jede neu vorgeschlagene Therapieform, um nach langwierigen Beratungen zu entscheiden. Jery Whitworth mußte auf Hunderten von Seiten immer wieder argumentieren, mit wissenschaftlichen Studien die Richtigkeit seiner Vorschläge untermauern, bis nach jahrelangem Warten Therapeutic Touch auch während einer Operation am offenen Herzen angewandt werden durfte. Es gehört bereits zum Standard, daß sämtliche Personen, die mit dieser Methode arbeiten, regelmäßig selbst Tai Chi und Qigong-Übungen machen müssen, Jery Whitworth selbst auch: »Gerade diese beiden östlichen Bewegungsübungen mit vielen hundert Jahren Tradition wurden ursprünglich konzipiert, um die Energien im Körper zu erhöhen und auszugleichen. Für Personen, die Therapeutic Touch machen, ist es unerläßlich, die eigenen Energien hoch und rein zu halten und auch mit Hilfe dieser Übungen möglichst viele Erfahrungen mit dem Energiesystem des Körpers zu sammeln.«

Drei Tage nach seiner dreifachen Bypassoperation macht Joseph Randazzo bereits seine Yogaübungen im Krankenhaus. Als OP-Vorbereitung hatte er mit Entspannungsübungen, Massagen und Selbsthypnose erste Erfahrungen gesammelt. Alles »außerirdische« Therapieformen für einen Mann, der sein Leben lang Streß mit zwei Packungen »Lucky Strike«-Zigaretten pro Tag, selbstverständlich ohne Filter, bekämpft hatte.

Bis zum Jahr 1997 haben in den Vereinigten Staaten etwa 80 000 Krankenschwestern »Therapeutic Touch« als Variante des Heilens durch Handauflegen erlernt. Es wurde routinemäßiger Bestandteil vieler Lehrpläne an Universitäten und Schwesternschulen und ist, obwohl auch immer wieder von Kritikern angegriffen, heute aus der Praxis von Krankenhäusern und Ärzten gar nicht mehr wegzudenken. Auch im entlegensten Provinzkrankenhaus wird der Patient, der Therapeutic Touch als Bestandteil der Therapie wünscht, auch eine Krankenschwester finden, die Therapeutic Touch praktiziert.

Angefangen hat diese stille Revolution im Krankenhaus vor etwa 30 Jahren im Prinzip eine einzelne Person, Dr. Dolores Krieger, ursprünglich Krankenschwester von Beruf – eine im Kern durch und durch amerikanische Geschichte. Im Land der unbegrenzten Möglichkeiten gehört der Glaube, daß die Kraft eines einzelnen die Welt verändern kann, genauso zum offiziellen Credo von Parteien und Präsidenten wie zum Bewußtsein jeder Generation von Schulkindern.

Vom grauen Klinikalltag frustriert, war die junge Krankenschwester auf der Suche nach Wegen und Möglichkeiten, die Situation von Patienten und Schwestern zu verbessern. Die Ideale der Gründerin des Berufsstands der Krankenschwester, Florence Nightingale, waren zu Beginn der siebziger Jahre längst verblaßt, die Schwestern degradiert zu Bediensteten von Apparaten und Ärzten. Eigeninitiative, liebevolle Pflege von Kranken waren nebensächlich oder sogar unmöglich geworden.

Im Krimkrieg von 1854 hatte Florence Nightingale als englische Krankenschwester bei der aufopferungsvollen Pflege von verwundeten Soldaten sogar ihre eigene Gesundheit aufs Spiel gesetzt. Sie ging als »Engel der Kranken« in die Geschichte ein. Nach London zurückgekehrt, machte sie sich noch unter dem Eindruck der

Erlebnisse in den Lazaretten daran, die Arbeit der Krankenschwestern neu zu definieren. Als Grundlage stand für sie die Erkenntnis, daß Heilung immer eine Selbstheilung des Patienten ist: »Immer wieder wird gesagt, daß es die Medizin ist, die heilt. Dies ist nicht wahr, allein die Natur heilt. Der Chirurg entfernt zwar die Kugel aus der Wunde, die die Heilung verhindert, aber es ist die Natur, die die Wunde heilt. So ist es auch mit der Medizin im allgemeinen. Wenn ein Organ seine Funktionen nicht mehr ausüben kann, hilft die Medizin, die Gründe für die Störung zu beseitigen, mehr aber nicht.«[2)]

Mehr als 120 Jahre später haben diese Erkenntnisse nichts von ihrer Aktualität eingebüßt, im Gegenteil: Es ist eine weitverbreitete Illusion, nicht nur unter Ärzten, sondern in der Gesellschaft überhaupt, daß der ärztliche Eingriff oder die Medikamente oder auch die jeweils trendigen Alternativmethoden von Akupunktur über Homöopathie bis hin zu Kristallen heilen. Dasselbe gilt selbstverständlich auch für Heiler, Schamanen, Heilpraktiker oder wie immer sie sich nennen. Nur die Natur ist es, die heilt, auch den Menschen. Und auch wenn der Mensch in den modernen Industriegesellschaften meint, er habe sich von der Natur unabhängig gemacht, so ist er doch Teil von ihr, er ist Natur. Folgerichtig besorgt der Körper selbst die eigentliche Heilung, auch wenn der Wille, geheilt zu werden, eine wichtige Voraussetzung ist.

Der gesellschaftliche Grundirrtum, daß Ärzte, Medikamente und Apparate heilen, hat zur Folge, daß die Kranken ihre Eigenverantwortung zusammen mit dem Mantel im Wartezimmer abgeben. Ein Krankenhausaufenthalt gar zwingt die Patienten ungefragt, sich nach Ausfüllen des Formulars »Name-Alter-Adresse-Krankenkasse« einer unsichtbaren, unerbittlich ablaufenden Maschinerie auszuliefern, praktisch unter Aufgabe der Persönlichkeitsrechte. Im Fall von Krankheit zu Hause kann jeder wenigstens den Beipackzettel seiner Medikamente durchlesen, um die deklarierten Nebenwirkungen kennenzulernen. Nicht so im Krankenhaus, wo die Nachtschwester unter Zeitdruck stehend einen kleinen Plastikbecher mit bunten Pillen hinstellt und auf die Frage, wofür oder wogegen sie sind, beim Hinausgehen genervt »da müssen Sie schon den Arzt fragen« sagt. Der Arzt ist aber nicht da. Und wenn er da ist, steht auch er unter Zeitdruck, womöglich mit mehreren Kollegen im Schlepptau, das bekannte Visitenritual, wie es sich jeden Tag immer gleich abspult. Manchmal gibt es sogar die besondere Visitenzeremonie mit dem Chef höchstpersönlich. Kein Patient ist mehr eine Person, sondern allenfalls ein Ulcus, Nierentumor oder der komplizierte Beinbruch. Für ein Gespräch, in dem der Arzt in der Lage wäre, auf die Ängste, auf die Fragen der Kranken einzugehen, ist in diesen Zeremonien und Ritualen schlicht kein Platz vorgesehen.

Unbestritten sind die Erfolge und die Wichtigkeit der modernen Medizin, sie ist unverzichtbar. Einer ihrer Hauptfehler aber ist, daß zwar alles für die Beseitigung der körperlichen Ursachen einer Krankheit durchgeführt wird – zu oft auf eine unpersönliche und manchmal auf eine vom Patienten als menschenverachtend empfundene Art und Weise, wenig bis gar nichts aber dafür getan wird, was den Heilungsprozeß, das eigentliche Gesundwerden, fördern und beschleunigen würde.

Als junge, engagierte Krankenschwester suchte Dolores Krieger in den sechziger Jahren nach Möglichkeiten, das verlorene Interesse an der Heilung selbst wieder ins Gesundheitswesen zu integrieren. Als wichtige Aufgabe, vor allem für die Krankenschwestern.

Um ihre Ziele verwirklichen zu können, nutzte sie alle Möglichkeiten zur Weiterbildung, sie setzte ihr Studium fort. An der Unibibliothek suchte sie immer wieder nach Literatur über das Heilen selbst. Erst als sie bereits an ihrer Dissertation arbeitete, stieß sie auf eine wissenschaftliche Publikation aus dem Jahr 1965 über die spektakulären Experimente eines ungarischen Heilers.[3] Dies sollte der Wendepunkt in ihrem Leben werden und die früheste Grundlage für die Schule des »Therapeutic Touch«.

Oskar Estebany, so las sie, konnte durch Handauflegen die Chlorophyllproduktion von Pflanzen erheblich steigern oder sogar den Wundheilungsprozeß bei Tieren beschleunigen. Das Thema faszinierte sie so sehr, daß sie mit dem Leiter der Forschungsgruppe Kontakt aufnahm und unmittelbar nach ihrer Dissertation bei den Experimenten mitmachte, um selbst auch die ersten Schritte des Heilens durch Handauflegen zu lernen.

Eine große Hilfe dabei war ihr die Freundschaft mit der in den sechziger Jahren bekannt gewordenen Auraleserin und Heilerin Dora Kunz, der erfolgreichsten Testperson in einem 15jährigen Forschungsprogramm, in dem Aura-Diagnosen mit ärztlichen Befunden durch eine amerikanische Neuropsychiaterin verglichen wurden. Von ihr wurde sie in der Kunst der Diagnose und des Heilens durch Handauflegen unterrichtet, um bald zu merken, daß dies alles zu erlernen eine Lebensaufgabe sein würde. Ihr Ziel war es aber, daß möglichst viele Krankenschwestern sich möglichst schnell eine vereinfachte Art des Heilens aneignen sollten, die in den Krankenhausalltag integrierbar war. Es sollte wirken, nicht länger als fünfzehn Minuten pro Behandlung dauern und von jeder interessierten Krankenschwester erlernbar sein.

Nach langem Experimentieren entwickelten Krieger und Kunz zusammen eine »Energiebehandlung« in fünf Schritten, die sie »Therapeutic Touch« – »Therapeutische Berührung« nannten. Neu waren nur der Name dieser Methode und die Tatsache, daß alle Handbewegungen und Abschnitte standardisiert wurden, alle Elemente stammen ansonsten von den breitgefächerten Variationen des Heilens durch Handauflegen.

»Fünf Schritte« zwischen Heilen und Schulmedizin

Der erste Schritt des Therapeutic Touch dient der Einstimmung der Krankenschwester selbst auf die Behandlung. Sie muß sich »zentrieren«, »sammeln«, ihre »eigene Mitte finden«, das heißt, den Alltag zurücklassen, um sich gedanklich und gefühlsmäßig ganz auf den Patienten zu konzentrieren. Dazu gehört auch, daß sie sich mit Liebe und Heilungsabsicht im besten Sinne dem Patienten innerlich nähert.

Der zweite Schritt ist eine Art energetischer Diagnose. Dazu fährt sie mit ihren Händen nach einem vorgegebenen Muster über den Körper des Patienten, wobei sie Unterschiede im Energiefeld spürt. Dies kann an manchen Stellen Kälte oder Wärme sein, oder sie fühlt ein Prickeln, Druck, Pulsieren oder Elektrisieren, Dichte oder Leere, auf alle Fälle ein anderes Gefühl als anderswo am Körper.

Mit dem dritten Schritt beginnt die eigentliche Behandlung. Dabei wird mit den Händen das gesamte Energiefeld des Patienten »geglättet«. Die Hände sind dabei immer drei, vier Zentimeter vom Körper entfernt. Es sind langsame, streichende Bewegungen, vom Kopf her beginnend, über den Rücken und das Becken, bis hin zu den Füßen. Die Handbewegungen sind sehr ähnlich wie beim zweiten Schritt, der energetischen Diagnose. Hier aber arbeitet die Krankenschwester bereits »aktiv« mit den Energien aus ihren Händen. Bewußt wird Energie dem Feld des Patienten zugefügt und gleichzeitig überall ausgeglichen, harmonisiert. Manche Krankheiten manifestieren sich zum Beispiel in einem Mangel an Energie an einer bestimmten Stelle, andere zeigen sich durch die Unordnung, Disharmonie im Energiefeld, sie gilt es auszugleichen.

Der vierte Schritt dient vor allem der lokalen Behandlung der Stellen, an denen die Patienten Beschwerden haben oder wo in der energetischen Diagnose eine Auffälligkeit des Energiefeldes festgestellt wurde. Die Krankenschwester legt die eine Hand auf oder unmittelbar über diese Stelle, die andere Hand an die im Körper gegenüberliegende Seite und lenkt ihre Energien über ihre Hände in das Energiefeld des Patienten. Gegenüberliegend bedeutet im Fall von Schmerzen im Brustbein zum Beispiel, daß die andere Hand an der Wirbelsäule in der Höhe des Brustbeins ist.

Im fünften und letzten Schritt des Therapeutic Touch wird das Energiefeld des Patienten wieder mit den Händen am Kopf beginnend Richtung Füße »glattgestrichen«, also wieder nach dem Energiegeben an einer bestimmten Stelle ausgeglichen und harmonisiert.

Anschließend sollte der Patient etwa zehn Minuten ruhen. Immer wieder haben Krankenschwestern die Erfahrung gemacht, daß es vielen Kranken während dieser Behandlung etwas schwindelig wird. Es kann auch sein, daß Gefühle in den Patienten hochkommen, die sie beschäftigen. Für all dies ist es notwendig, daß die behandelte Person Ruhe bekommt, bevor sie in »den Alltag zurückkehrt«.

Im Verlauf der mehr als zwanzig Jahre von Therapeutic Touch sind kleinere Teile der Behandlung etwas abgeändert worden, die Abläufe können auch von Lehrer zu Lehrer variieren, mal wird der Körper mit der Hand berührt, mal nicht. Geblieben sind aber die Grundlagen der hier geschilderten fünf Schritte.

Von Anfang an suchte Dolores Krieger nach Möglichkeiten, einerseits die Richtigkeit ihrer standardisierten Methode zu testen und andererseits in der medizinischen Forschung zu zeigen, was Therapeutic Touch alles bewirken kann. Die aufregenden Versuche mit dem ungarischen Heiler, der bei Pflanzen die Chlorophyllproduktion anregen konnte, gingen ihr nicht aus dem Kopf. Für sie standen aber Menschen, nicht Pflanzen im Vordergrund. Was Chlorophyll für die »Atmung« der Pflanzen ist, wenn es Kohlendioxid aus der Luft bindet, leistet Hämoglobin beim Menschen, das die Aufgabe hat, den Sauerstoff aus der Atemluft aufzunehmen.

In den Jahren von 1972 bis 1974 führte Krieger zwei Studien mit dem Heiler Estebany durch. Ziel der Versuche war es herauszufinden, ob er in der Lage wäre, durch Heilen mit Handauflegen den Hämoglobinlevel im Blut von Patienten zu erhöhen. Die Ergebnisse waren eindeutig: Im Blut der Patienten konnte nach der Behandlung mehr Hämoglobin gemessen werden als vorher.[4)][5)] Dies schaffte eine Ausnahmeperson wie Estebany. Für Krieger war die Frage von eminenter Wichtigkeit, ob auch die Krankenschwestern mit der standardisierten Therapeutic-Touch-Methode die Hämoglobinproduktion beim Menschen anregen könnten. Dies wurde durch die Labormessungen positiv beantwortet.

Der Weg für eine systematische Ausbildung war frei. Gleichzeitig begann für Dolores Krieger der berufliche Aufstieg bis hin zur Professorin an der Universität von New York. Insgesamt bildete sie 30 000 Schwestern in Therapeutic Touch aus. Eine ihrer Schülerinnen, Dr. Janet Quinn von der Universität Colorado in Denver, hat selbst bereits wieder 5000 Schwestern ausgebildet, sie ist die wohl prominenteste Lehrerin der Methode in den neunziger Jahren in den USA. An ihren Kursen nehmen heutzutage viele Ärzte teil, ein Zeichen dafür, wie gut der Dialog innerhalb der Krankenhäuser funktioniert. Janet Quinn war es auch, die mit ihren wissenschaftlichen Untersuchungen feststellte, daß nicht nur die Berührung des Körpers des Patienten mit der Hand wirkt, sondern auch die Berührung des Energiefeldes des Patienten, das einige Zentimeter um den Körper des Patienten herum ist, zum gewünschten Erfolg führt. Die Variante des Therapeutic Touch, bei der die Berührung, der »Touch«, sich nur auf das Energiefeld bezieht, nannte sie »Non-Contact Therapeutic Touch«.

Wie kaum jemand anders beeinflußt sie heute die Krankenschwesternausbildung mit ihrer grundsätzlichen Überlegung, daß nicht das »Auskurieren« einer Krankheit, sondern das »Heilen« im Mittelpunkt stehen sollte: »Wenn jemand heute mit einem blutenden Magengeschwür ins Krankenhaus kommt und vielleicht einige Wochen später auf den Röntgenbildern das Geschwür nicht mehr zu sehen ist, heißt es, diese Person ist ›kuriert‹. Es ist nur konsequent, daß dem Patienten vom Arzt, als Vertreter des Gesundheitssystems, gesagt wird, wenn er mit Magenkrebs im letzten Stadium eingeliefert wird, ›wir können für Sie nichts mehr tun‹. Das Gesundheitswesen ist geschaffen worden, um Krankheiten zu kurieren, zum Beispiel ein Magengeschwür. Aber die Frage, warum ein Magengeschwür überhaupt entstanden ist, ob Streß am Arbeitsplatz oder in der Familie dabei eine Rolle gespielt haben und welche Lösungsmöglichkeiten es dafür gäbe, gilt als Privatsache und nicht als Bestandteil des Gesundheitswesens. Und das System versagt bei Fällen, wo nicht kurierbare Krankheiten vorliegen, die Patienten und ihre Familien werden sich selbst überlassen. Die Menschen brauchen Heilung und nicht nur das Auskurieren von Symptomen. Oft genug tritt ja ein scheinbar auskuriertes Magengeschwür wieder auf, und so kann man die Drehtür am Eingang von Krankenhäusern durchaus symbolisch verstehen. Wir sollten nicht vergessen, daß die Selbstheilungsfähigkeit der Menschen angeboren ist, immer vorhanden und verantwortlich für alle Heilungsprozesse ist. Den ganzheitlichen Heilungsprozeß zu unterstützen muß das Ziel der Tätigkeit der Krankenschwester sein.«

Im Verlauf der Jahre häuften sich die Erfahrungsberichte der Krankenschwestern, die aus der täglichen Praxis berichteten, wo sie Patienten mit verschiedensten Beschwerden mit Therapeutic Touch behandelten.

Der folgende Bericht stammt von einer Krankenschwester, die auf der Neugeborenen-Intensivstation einer großen New Yorker Klinik arbeitet. Es gibt viele hundert solcher Berichte, aber dieser ist besonders eindrucksvoll, da Therapeutic Touch bei einem neugeborenen Baby als lebensrettende Notmaßnahme mit Erfolg angewendet wurde:

»Am Montag kam ein ausgetragenes Neugeborenes auf die Station, bei dem die Atmung versagt hatte. Da das Baby überhaupt nicht atmete, wurde es künstlich beatmet. Dann diagnostizierte man einen Pneumothorax (eine Ansammlung von Luft im Brustkorb des Babys, als Folge eines Gewebedurchbruchs durch die Brustwand), so daß ein Röhrchen in seiner Brust eingesetzt werden mußte. Wir versuchten, das Neugeborene zu stabilisieren, vergeblich. Nachdem wir den Säugling länger als 20 Minuten an die Herz-Lungen-Maschine angeschlossen hatten, bekamen wir Anweisung, aufzuhören und alle Geräte abzuschalten, der Fall schien hoffnungslos zu sein. Der Tubus in der Luftröhre, der Tubus in der Brust, die intravenösen Schläuche, alles kam heraus. Furchtbare Momente, alle stellten sich darauf ein, das Baby aufzugeben. Ich nahm den Säugling hoch, zentrierte mich und machte Therapeutic Touch bei ihm. Innerhalb kurzer Zeit fing das Baby – zu meiner ebenso wie zur Überraschung aller Anwesenden im Raum – an zu atmen. Die Atemtätigkeit hielt an. Als es stabil wirkte, wurde es wieder an den Überwachungsmonitor angeschlossen, der einen Puls von ca. 100 verzeichnete, das Baby hatte es geschafft!«[6]

Mit den wachsenden Erfahrungen der Krankenschwestern, die, je nachdem auf welcher Station sie arbeiteten, Therapeutic Touch bei den unterschiedlichsten Krankheiten anwandten, kristallisierte es sich heraus, daß die Methode besonders erfolgreich wirkte bei der Behandlung von herzkranken Patienten[7][8], deren Ängste durch die Behandlung erheblich verringert werden konnten, bei der signifikanten Streßminderung von Neugeborenen[9] und bei der Behandlung von Kopfschmerzen.[10]

Die vielen Patienten, die Heilung oder zumindest Linderung ihrer Schmerzen und Beschwerden erfahren hatten, waren die Grundlagen auf dem Weg der gesellschaftlichen Anerkennung von Therapeutic Touch. Auch die Ärzte konnten und wollten die Erfolge nicht wegdiskutieren. Aber auf dem Weg zur wissenschaftlichen Anerkennung blieb es lange Zeit ein Problem, daß die Beobachtungen und viele der Publikationen nicht den Standards von wissenschaftlichen Studien genügen konnten. Den endgültigen wissenschaftlichen Durchbruch schaffte eine Publikation, die die positive Wirkung von Therapeutic Touch auf die Wundheilung beim Menschen in einer klassischen Doppelblindstudie beschreibt.[11]

Als Testpersonen dienten 44 gesunde junge Männer, Studenten einer nahegelegenen Universität, die sich nach eingehenden Informationsgesprächen bereit erklärt hatten, bei dem Versuch mitzumachen. Der Versuchsleiter,

Dr. Daniel Wirth, Arzt und Direktor des Forschungsinstituts »Healing Sciences International« in Orinda, Kalifornien, informierte die Studenten, die alle zwischen 21 und 32 Jahre alt waren, daß bei ihnen allen am Arm mit einem Skalpell eine gleich große Schnittwunde gemacht würde. Im weiteren Verlauf des Experiments, so teilte er ihnen mit, würde die Wunde täglich untersucht, um mit einem Apparat die Veränderung der Bioelektrizität zu messen. Die Ergebnisse und weitere Erklärungen würden sie bei Abschluß des Versuchs erhalten.

Dies ist der erste Teil des sorgfältig aufgebauten Designs eines Doppelblindexperiments: Die Studenten wußten nicht, daß sie an einer Studie über Wundheilung und Therapeutic Touch teilnahmen. Sie hatten alle notwendigen Informationen über Ablauf und Risiko für sich selbst bekommen und eine Erklärung über den Zweck der Studie, die sie für plausibel hielten. So waren sie »blind« gemacht dem wahren Versuchsziel gegenüber, um jegliche Form von möglichen Verfälschungen wie Selbstsuggestion oder Placebo-Effekte auszuschließen.

Auch der Arzt, der am Tag Null des Wundheilungsexperiments den Studenten die Armverletzungen in exakt derselben Größe beibrachte und in den nächsten zweieinhalb Wochen den Heilungsprozeß messen und bewerten würde, war über das Versuchsziel nicht informiert. Er hatte dieselben Erklärungen bekommen wie die Studenten. Auch er war also »blind«, damit seine Erwartungen oder Annahmen ja nicht seine notwendige Objektivität beeinflussen könnten.

Für die Behandlung der Wunden mit Therapeutic Touch wurden extra zwei Zimmer, durch eine Tür getrennt, eingerichtet. Alle Studenten kamen täglich zu festen Terminen durch die Eingangstür in den ersten Raum hinein und mußten sich auf einen Stuhl setzen, der direkt an der verschlossenen Trenntür stand. Diese

Tür war für die Experimente speziell präpariert worden: Ein kreisrundes Loch mit etwa fünfundzwanzig Zentimeter Durchmesser war in die Trenntür geschnitten, auf einer Höhe, die es den sitzenden Studenten erlaubte, den ganzen Arm bequem hindurchzustecken. Das Loch wurde außerdem mit Sichtblenden aus Gummi so verkleidet, daß es den Studenten nicht möglich war, einen Blick in das dahinterliegende Zimmer zu werfen. Dort stand ein Tisch, auf den der durchgestreckte Arm bequem gelegt werden konnte. Den Studenten wurde gesagt, daß auf diesem Tisch die Apparate für die Messung der Bioelektrizität stehen würden.

Nachdem der Arzt den Studenten die gleichgroßen Schnitte am Oberarm beigebracht und bei allen denselben Verband angelegt hatte, wurden die Studenten nach dem Zufallsprinzip in zwei Gruppen aufgeteilt. Über diese Einteilung wußten weder die Studenten noch der Arzt Bescheid. Als die 21 Studenten aus der Kontrollgruppe täglich fünf Minuten lang ihre Arme durch das Loch in der Tür auf den Tisch legten, passierte weiter gar nichts, das dahinterliegende Zimmer war leer.

Nicht so bei den 23 Studenten aus der anderen Gruppe: Wenn sie ihren Arm auf den Tisch legten, stand hinter der verschlossenen Tür eine Krankenschwester, die pro Student fünf Minuten lang ihre Hand einige Zentimeter über den Verband am Oberarm hielt, aber die Studenten nie berührte. Für die Krankenschwester, eine Frau mit fünfjähriger Erfahrung in der Methode, war das jedesmal eine ganz normale Therapeutic Touch-Behandlung ohne Berührung am Körper im Energiefeld der Patienten.

Das Experiment lief sechzehn Tage lang. Täglich kamen die Studenten, streckten ihren Arm durch die Tür, und je nachdem welcher Gruppe sie zugeteilt waren, bekamen sie eine Behandlung oder eben gar nichts. Am Tag

Null hatte der Arzt, nachdem er die Schnitte gemacht hatte, die Wundgröße bei jedem Studenten genau vermessen und protokolliert. Am achten Tag und am sechzehnten, dem letzten Tag des Experiments, fanden Kontrolluntersuchungen statt: Jede Wunde wurde erneut ausgemessen, und ihr Zustand wurde beschrieben.

Nachdem die Datenerhebung abgeschlossen war, wurden sämtliche Protokolle einem unabhängigen Sachverständigen zur Auswertung übergeben, der von dem Experiment bis zu diesem Zeitpunkt noch nie etwas gehört hatte. Methode und Ziel des Experiments wurden auch ihm nicht mitgeteilt, wohl aber die Aufteilung in zwei Gruppen. Seine Aufgabe war es nun, aus den Daten herauszulesen, ob und wenn ja, welche Unterschiede im Wundheilungsprozeß es zwischen den beiden Studentengruppen gäbe.

Die Ergebnisse waren eindeutig. Bei der ersten Kontrolluntersuchung am achten Tag war die durchschnittliche Wundgröße der Kontrollgruppe 19,3 Quadratmillimeter, die der mit Therapeutic Touch behandelten Gruppe 3,9. Am sechzehnten Tag war die Wundgröße der Kontrollguppe 5,9 und der behandelten 0,4 Quadratmillimeter im Durchschnitt. Außerdem wurde an diesem letzten Tag des Experiments bei der behandelten Gruppe von 23 Studenten festgestellt, daß 13 Wunden komplett verheilt waren, die also mit Wundfläche Null in die Berechnungen eingingen. Bei der Kontrollgruppe aber war an diesem sechzehnten Tag keine einzige Schnittwunde vollständig verheilt.

Das Fazit von Dr. Daniel Wirth, dem Versuchsleiter: »Die signifikanten Ergebnisse dieser Studie weisen darauf hin, daß Therapeutic Touch ohne Körperberührung eine hocheffiziente Heilbehandlung für Hautverletzungen ist. Die von uns nachgewiesenen Daten zeigen den signifikanten Heileffekt eindeutig auf. Damit wurde auch gleichzeitig bewiesen, daß Erwartungshaltung der Patienten, Gespräch und Suggestionskraft von seiten des Therapeuten für Erfolge durch Therapeutic Touch nicht notwendig sind.«

Und die »verletzten Studenten«? Unabhängig von den Ergebnissen und Zielen soll nicht wegdiskutiert werden, daß es sich ja um einen Versuch mit Menschen gehandelt hat, auch wenn ihre Verletzung keine bedeutenden Auswirkungen für sie hatte. Mit diesen Gedanken im Kopf klärte Dr. Wirth bei der Abschlußsitzung alle beteiligten Personen über die wahren Hintergründe des Wundheilungs-Experiments auf. Die Studenten, so der Bericht des Versuchsleiters, äußerten sich alle »mit großer Freude, an einem sinnvollen und wichtigen Experiment teilgenommen zu haben, das für die wissenschaftlichen Kenntnisse über das Heilen von großer Wichtigkeit ist«.

Die Doppelblindstudie zur Wundheilung ist ein Meilenstein in der Geschichte des Heilens und der Medizin. Ausschließlich deshalb, weil hier *sämtliche* Kriterien der Wissenschaftlichkeit erfüllt worden sind. Daß das Handauflegen (auch) bei der Heilung von Wunden hilft, ist ein Wissen, das seit Menschengedenken bekannt war. Auch heute gibt es viele Menschen, die dies quer durch alle gesellschaftlichen Schichten, in allen Ländern, bejahen und anwenden. Was diesem Wissen fehlt, ist die gesellschaftliche Anerkennung insgesamt, zumindest in den westlichen Industrieländern, wo die Wissenschaftlichkeit Religionscharakter erhalten hat. Mit durchaus religiösem Eifer werden die Hunderttausende von Berichten über Heilungen mit den Bemerkungen abgetan, daß es sich nur um »Zufälle« handeln kann, oder man redet über den »Placebo-Effekt«, über Nicht-Wissenschaftlichkeit oder methodische Fehler. Wenn aus welchen Gründen auch immer die Seriosität einer Berichterstattung nicht in

Zweifel gezogen werden kann, so wird gesagt, daß eine »Selbstsuggestion« die Heilung ausgelöst hat, denn Heilung existiert nicht für die Wissenschaft, weil sie nicht nach ihren Kriterien bewiesen worden ist.

Nach Veröffentlichung dieser Doppelblindstudie können die Wissenschaftler nun selbst in zwei Gruppen eingeteilt werden: die Gruppe, die die Studie nicht kennt, und die Gruppe, die sie kennt, aber höchst unwissenschaftlich nicht bereit ist, durch die Ergebnisse das eigene Glaubenssystem stören zu lassen.

Eine Argumentation nach dem Motto, die Studie sage aber nichts über die Wirkungsmechanismen des Heilens aus, macht zwar ein Faß auf, stößt aber ins Leere. Dies war ja nicht Ziel des Experiments. Daß der Wirkungsmechanismus nicht bewiesen wurde, ändert zudem nichts an der Tatsache, daß die Wunden unter den Händen der Krankenschwester»heilerin« signifikant schneller heilten. Bei sehr vielen Medikamenten und »normalen« ärztlichen Behandlungsmethoden sind die Forscher, nebenbei gesagt, auch sehr weit davon entfernt, sagen zu können, warum sie wirken. Trotzdem werden sie von der Schulmedizin aufgrund von mehr oder weniger langen Erfahrungen akzeptiert und angewendet.

Warum aber im Fall von Heilen durch Handauflegen der besondere Eifer der Kritiker? Einer der Hauptgründe dürfte sein, daß Aberglaube, Hexen, Heiler, Zauberformeln, Handauflegen, Kaffeesatzlesen und Rituale genauso wie die sogenannte Geheimwissenschaft der Esoteriker zu einem giftigen Brei in einen Topf geworfen werden und ein aufgeklärter, wissenschaftlich orientierter, moderner Mensch das Ganze als Humbug abtut.

An vielen Gründen der gesellschaftlichen Ablehnung hat auch die trendige Esoszene Schuld. Sie ist wirklich ein Morast, in dem sich sogenannte Heiler, Halsabschneider und Scharlatane in Hülle und Fülle tummeln, zur Förderung des eigenen Egos und selbstverständlich des Portemonnaies. Um sich von der ganzen Szene eine eigene Meinung zu bilden, genügt ein Besuch auf einer beliebigen Esoterikmesse, wo zwischen Steinen, Fetischen und Räucherstäbchen die betrügerischen Aurakameras stehen, garniert mit pseudowissenschaftlichen Erklärungen. Ein Disneyland der Psyche, dessen Erfolge um so größer werden, je mehr die Amtskirchen an gesellschaftlicher Bedeutung verlieren. Ernstzunehmende Heiler wird man auf einer Esoterikmesse nicht finden. Dennoch werden sie aus den größtenteils verständlichen gesellschaftlichen Vorurteilen heraus automatisch diesem Umfeld zugerechnet. Genauso ergeht es Wissenschaftlern, die sich mit dem Heilen befassen: Auch sie werden mit der »New-Age-Sauce« übergossen und naserümpfend ignoriert.

Und dann gibt es ja noch den Gesundheitskuchen, bei dessen Verteilung der Spaß komplett aufhört und jedes Mittel recht ist, den eigenen Anteil für die Ewigkeit zu sichern. Zur mildesten Variante der Ablehnung Heilern und Heilung gegenüber gehört der Vorwurf, daß die Kranken von unverantwortlichen Personen vom notwendigen Arztbesuch abgehalten werden. Wo Verrückte und Scharlatane am Werk sind, passiert dies auch, zum gesundheitlichen Nachteil der Kranken. All dies ist aber zum Beispiel bei ernstzunehmenden Heilern oder bei den Krankenschwestern, die jede vom Arzt verordnete Maßnahme gewissenhaft ausführen, ausgeschlossen. Auch dann, wenn diese Personen Therapeutic Touch durchführen.

Es ist nur schwer vorstellbar, daß Pharmafirmen, zusammen mit ihren Hundertschaften von Ärzten, die durch Gutachten, Studien und nicht selten durch »Fortbildungskurse«, eventuell samt Gattin, auf den Sonneninseln dieser Welt in das einträgliche Geschäft eingebunden sind, begeistert wären zu hören, daß Kopfschmerz statt durch Pillen vielleicht durch fünf Minuten Heilen behandelt werden könnte. Und dies garantiert ohne Nebenwirkungen. Es gibt also handfeste finanzielle Interessen, die ganz sicher dazu beitragen, daß dieser Kreis von Wissenschaftlern vom Heilen nichts wissen will.

Viele Medikamente sind notwendig, weil sie oft genug Leben retten. Aber das finanzielle Interesse degradiert die Pillen auch zur beliebigen Handelsware, und es wird für sie geworben wie für Tiefkühlkost oder Autos. Immer wieder absurd in seiner Mischung aus Pflichterfüllung und dem Bemühen, Sendesekunden zu sparen, ist die halsbrecherische Geschwindigkeit, mit der einer der bekanntesten Sätze der TV-Werbung aufgesagt wird … »fragen Sie Ihren Arzt oder Apotheker«. Nicht zu klären ist, ob es an der Werbung liegt – auch in Form von Vertreterbesuchen bei den Ärzten – oder am Verrechnungssystem der Krankenkassen, daß die Meister des Rezeptblocks, time is money, den Überblick über Sinn und Unsinn der bunten Pillen verlieren. In einem Forschungsprojekt des medizinischen Dienstes der Spitzenverbände der Krankenkassen Deutschlands wurde 228 Ärzten beim Rezepteschreiben auf die Finger geschaut.[12)] Insgesamt 599 Patienten bekamen Medikamente verordnet, von denen es wohlbekannt ist, daß sie in der Kombination miteinander zu unerwünschten Nebenwirkungen führen. Nachzulesen ist dies in der »Roten Liste«, der Bibel der Arzneimittelverordnung, die bei jedem Arzt auf dem Schreibtisch steht. »Bis hin zu völliger Undurchschaubarkeit« nimmt die Zahl der unerwünschten Wechselwirkungen zwischen den Medikamenten zu, wenn – so das Ergebnis der Studie – zwölf oder noch mehr verschiedene Pillen auf ärztliche Verordnung täglich geschluckt werden. Genau dies war die Situation für 117 Patienten in dem von der Studie untersuchten Quartal.

Vor allem alte Menschen leiden unter solchem Pillen-Chaos, bis zu zehn Prozent bei Neuaufnahmen ins Krankenhaus stehen im Zusammenhang mit schädlichen Nebenwirkungen von Medikamenten, so die Auskunft eines Heidelberger Geriaters.

Unsummen von Geld werden bereitwillig von Ärzten, Apothekern, Krankenkassen und Patienten zur Pharmaindustrie hingeschoben. Der Gesundheitsminister wäre bereits froh, könnte er den Anstieg dieser Summe endlich stoppen. Angesichts dieser ganzen Misere ist es mehr als unverständlich, warum nicht auch hierzulande eine »Alternativmethode« wie Therapeutic Touch bereitwillig aufgegriffen und ins Gesundheitswesen integriert wird. Ihre Wirksamkeit ist erwiesen, Nebenwirkungen existieren nicht, und die Kosten sind geradezu lächerlich gering: fünf Minuten pro Tag und Patient, durchgeführt von Krankenschwestern, selbstverständlich unter ärztlicher Aufsicht.

Mit Therapeutic Touch wurde in den USA und Kanada zum ersten Mal in der Geschichte der westlichen Industrieländer eine Form des Heilens als Routinefach in die Lehrpläne von Krankenpflegeschulen und Universitäten aufgenommen. Die Methode wird heute in 68 Ländern der Welt unterrichtet, darunter in so unterschiedlichen Staaten wie Finnland, Frankreich und Ungarn, dem Iran und Israel, China, der Ukraine und Kenia. Notärzte und Sanitäter verwenden die Methode, sie kommt in der Psychiatrie zum Einsatz, bei der Altenpflege und bei der Sterbeseelsorge, bei Schulpsychologen, in der Drogentherapie und auch zur Behandlung verletzter Soldaten.

Therapeutic Touch wurde sowohl von Ägyptern wie Israelis bei den Kämpfen im Gazastreifen angewendet. In Südafrika wurde es von Schwarzen wie von Weißen eingesetzt, zur Behandlung der eigenen Gruppenangehörigen. Es florierte zu Zeiten des Kalten Krieges im Untergrund der ehemaligen Sowjetunion wie in Polen, und durch eine Gruppe amerikanischer Ärzte und Krankenschwestern, die in einem kambodschanischen Flüchtlingslager namens Ghouy Dang in Mailand gearbeitet hat, lernten Kambodschaner Therapeutic Touch kennen und stellten große Ähnlichkeiten mit einheimischen Heilmethoden fest. Kein Wunder, das Heilen durch Handauflegen, in dem es seinen Ursprung hat, ist seit Menschengedenken auf allen Kontinenten verbreitet.

Das trojanische Pferd

Die »stille Revolution im Krankenhaus«, in den USA im medizinischen Alltag vollzogen und mit vielerlei Studien auch fest in den Wissenschaften verankert, hat in unserem Nachbarland Holland jetzt gerade begonnen. Während Dolores Krieger aus New York bereits Forschungspreise für ihr Lebenswerk erhält, ist Therapeutic Touch als »neue« Methode der Krankenpflege zwischen Utrecht und Amsterdam, in Den Haag und Rotterdam auf dem langen Weg durch die Institutionen der etablierten Medizin.

Etwa vierzig Kilometer von Amsterdam entfernt liegt an der Zuiderzee, der Südersee, die 100 000-Einwohner-Stadt Lelystad. Eine Fläche von etwa einer Viertel Million Hektar Land wurde hier in einem Jahrhundertprojekt mit Poldern und Deichen dem Meer abgerungen, jeder zehnte Quadratkilometer Anbaufläche der heutigen Niederlande kam so als neues Land dazu.

Fruchtbares Ackerland, mit Bauernhöfen und den typisch holländischen Gewächshäusern rechts und links der schnurgeraden Straßen. Schläfrige Bussarde sitzen auf gruppenweise angepflanzten Bäumen, aufgeplustert, zum Schutz vor Kälte und Wind über der flachen Landschaft. Auf den abgeernteten Feldern haben sich Hunderte von Enten und Wildgänsen versammelt, um oftmals in kleinen Trupps oder manchmal auch in Großformationen zu fünfzig, achtzig Stück in den Himmel aufzusteigen und dann wieder unter heftigem Geschnatter auf einem anderen, genauso geradlinig geschnittenen Acker niederzugehen.

Am Reißbrett geplante Landschaft, immer wieder Deiche, dahinter die neuen Städte, solche wie Lelystad, modern, sauber, gesichtslos. Alle Häuser sind in den späten sechziger Jahren praktisch gleichzeitig entstanden. Nicht mehr vorstellbar: Hier regierten vor vierzig Jahren noch die Nordseewellen.

Rund um das »Zuiderzeeziekenhuis«, das Südersee-Krankenhaus von Lelystad, herrscht reger Betrieb. Angehörige von Patienten kommen und gehen, es gibt nachmittags wenig freie Parkplätze, Ambulanzen fahren vor, die Notaufnahme, Haupteingang, Station für Innere Medizin, Onkologie, Orthopädie, eben ein ganz normales Krankenhaus. In einem Nebentrakt der Notaufnahme arbeitet Liesbeth, 53 Jahre alt, Krankenschwester, mit einer jungen Frau, die angezogen auf dem Massagetisch liegt.

Liesbeths eigentlicher Arbeitsplatz ist die Notaufnahme. Wenn wieder einmal Verkehrsunfälle auf der nahen Autobahn passieren, Krankenwagen die Verletzten bringen, ist Liesbeth die erste Schwester im Krankenhaus, die sich um sie kümmert, unter Anleitung der Notärzte Blutungen stillt, Verbände anlegt. Heute aber ist Mittwoch, der Tag der Woche, an dem sie nachmittags drei bis vier Patienten mit Therapeutic Touch behandelt – auf ärztliche Anweisung.

Ruhig gleiten ihre Hände wenige Zentimeter über Lucias Körper, vom Kopf bis zu den Fußspitzen. Lucia, die 36jährige schwarzhaarige, chic angezogene Verkäuferin, spürt »so etwas wie Wolken« zwischen ihrem Körper und Liesbeths Händen: »Ich fühle dann eine Vibration durch meinen Körper gehen, wenn ich Therapeutic Touch bekomme. Ein warmer Strom, der durchfließt.« Anfangs hatte sie Angst vor der Behandlung, aber mit jeder Behandlung fühlte sie sich »viel besser, entspannter«. Ihre Schmerzen, vor allem in Schulter- und Rükkenpartien, sind nicht völlig weg, aber sie sind erträglicher geworden: »Es geht mir jetzt viel besser. Manchmal, wenn ich hier weggehe, fühle ich mich verschlafen, manchmal bin ich voller Energie und Tatendrang. Liesbeths Therapeutic Touch bewirkt auch irgendwie emotionale Sachen, es kommt Klarheit hinein, auch in meinem Kopf. Manchmal habe ich im Schulter- und Nackenbereich sehr starke Verhärtungen, dort ist dann alles taub, nichts fließt mehr. Es wird dort wieder lebendig, wenn sie mich behandelt, nicht für lange Zeit, aber für mehrere Tage.«

Lucia ist von Beruf Verkäuferin in einem Geschäft für Frauenbekleidung. Durch die einseitige körperliche Arbeit seit dem Schulabschluß vor zwanzig Jahren, dem ständigen Tragen von Paketen mit Kleidern vom Lager ins Geschäft, Lasten aus hohen Regalen ein- und auszuräumen, haben sich frühzeitige Verschleißerscheinungen in beiden Schultern eingestellt. Drei Monate zuvor mußte sie im selben Krankenhaus an der rechten Schulter operiert werden: »Nach der Operation bekam ich Physiotherapie. Das half wenig. Ich hatte immer noch diese starken Schmerzen. Ich bin doch jung, ich möchte wieder arbeiten. Dann versuchte ich es mit Akupunktur. Das half auch nicht. So bin ich zurückgekommen, ins Krankenhaus, zu dem Orthopäden und Chirurgen, der mich operiert hatte. Ich fragte ihn, was ich tun sollte. Ich möchte ohne diese Schmerzen leben, ich möchte gesund werden, ich brauche meine Arme, meine Kraft zurück. Und so sagte der Arzt: ›Vielleicht kann Liesbeth etwas für Sie tun, versuchen Sie es.‹«

Für Lucia ist dies die zwölfte Therapeutic-Touch-Behandlung. Ruhig hält Liesbeth ihre Hände über beide Schultern der Patientin, um dann mit besonderer Aufmerksamkeit minutenlang oberhalb von ihren Füßen zu arbeiten. Ihre Bewegungen sind flink und ausgeglichen zugleich, als sie »das Energiefeld noch einmal glattstreicht«, zum Abschluß der Behandlung. Im Besprechungszimmer nebenan wartet auf sie schon die vierte Patientin des heutigen Tages. Eigentlich möchte sie nur maximal drei komplette Therapeutic-Touch-Behandlungen pro Tag durchführen. Sie macht jetzt schon Überstunden, aber es kommen immer mehr Kranke, vor allem Patienten mit starken Schmerzen, zu ihr.

Es ist kein Zufall, auch die nächste Patientin hat eine Schulteroperation seit drei Monaten hinter sich, auch sie wurde vom selben Orthopäden und Chirurgen zum Therapeutic Touch geschickt. Der behandelnde Krankenhausarzt, Dr. Rorda, hatte mehrere Jahre lang an einer Klinik in den USA gearbeitet und dort die Methode Therapeutic Touch kennengelernt, bevor er zurück nach Holland ans Zuiderzee-Krankenhaus kam. So war er froh, in Schwester Liesbeth eine Krankenschwester zu haben, die durch ihre Behandlung bei Patienten, deren Schmerzen und Ängste mit seinen medizinischen Methoden nicht in den Griff zu bekommen waren, weitergehen und helfen konnte.

Unter den mehr als hundert Krankenschwestern, bislang haben drei von ihnen die Fortbildungskurse in Therapeutic Touch absolviert, hat die Diskussion über die Methode gerade erst richtig begonnen. Die Kolleginnen schauen Liesbeth bei Behandlungen »auf die Finger« und diskutieren viel darüber: »Das Interesse unter meinen

Kolleginnen ist groß. Wir reden untereinander, aber mit den Ärzten können wir nicht darüber sprechen. Einige sind dafür, dort ist sowieso alles klar, andere wollen aber gar nichts davon wissen. Ich könnte mir vorstellen, daß bei ihnen der Gedanke aufkommt, ihre eigene Kompetenz sei in Frage gestellt, wenn wir Schwestern etwas für die Patienten tun können, was über das hinausgeht, was sie machen. Vielleicht ist hier wirklich eine leise Revolution im Krankenhaus losgegangen, ich hoffe es. Auf der Inneren, speziell bei Krebspatienten, wird auch schon Therapeutic Touch angewandt, dort sind die Ärzte schon überzeugt. Im Krankenhaus sind insgesamt fünf von den Fachärzten dafür. Es ist ja so eine einfache, aber trotzdem effektive Methode. Eigentlich ist es mir aber egal, ob die Ärzte Therapeutic Touch anerkennen oder nicht. Ich arbeite mit dem Energiefeld der Patienten, und das hat Erfolg, das ist das einzige, was mich wirklich interessiert.«

Mit Aufmerksamkeit haben auch Liesbeths Kollegen, die nicht mit Therapeutic Touch arbeiten, das vorläufige Schweigen vieler Ärzte registriert. Einige von ihnen haben sich längst entschieden, selbst die Fortbildungskurse im nicht allzuweit entfernten Utrecht zu besuchen. Das dürfte kein Problem werden, denn die Kurse sind, gemessen an anderen medizinischen Fortbildungen, mit ca. 600 Mark für sieben Tage relativ billig. Und selbstverständlich ist es der Kostenfaktor, der für das Krankenhaus, das auch diese Fortbildung bezahlt, im Vordergrund steht. Liesbeth: »Als ich das erste Mal zum Chef ging, um den Therapeutic-Touch-Kurs als Weiterbildung zu beantragen, fragte er praktisch nur, wie teuer es ist. Es war billig und somit okay. Ich bekam die Erlaubnis, es wurde gezahlt. Keiner in der Verwaltung hat mich je gefragt, was Therapeutic Touch überhaupt ist.«

In der Notaufnahme, wo sie pro Arbeitstag auf etwa 60

Patienten mit einer Vielzahl von Krankheiten und Verletzungen trifft, kann sie Therapeutic Touch nur in Einzelfällen anwenden. Meistens wollen die Kranken mit ihr sprechen, dann fällt es ihr schwer, sich auf eine Energiebehandlung zu konzentrieren: »Aber natürlich, wenn ich bei einer Kontrolluntersuchung sehe, daß ein Knochenbruch nicht so heilt, wie es sein sollte, mache ich Therapeutic Touch. Wenn eine andere Person die Patienten begleitet, ist es für mich leichter, dann stellen sie mir keine Fragen, sondern sprechen untereinander, und ich mache die Energiebehandlung so diskret, daß sie es gar nicht merken. Einmal mußte ein Diabetiker mit einer sehr großen Wunde am Fuß wegen des Verbandswechsels über mehrere Wochen zu mir kommen. Die Wunde fühlte sich schrecklich heiß an, sie war vier Zentimeter breit und sieben Zentimeter lang. Ich machte Therapeutic Touch, und er fragte: Was machen Sie denn da? Streicheln Sie mich? Aber Sie fassen mich gar nicht an?! Ich fragte: Tut es Ihnen gut? Er sagte: Okay, machen Sie weiter, es fühlt sich gut an. In der nächsten Woche, als der Verband wieder gewechselt werden mußte, konnte man sehen, daß die Wunde endlich anfing zu heilen. Um den Heilprozeß zu beschleunigen, machte ich wieder Therapeutic Touch. Einige Wochen später sah ich diesen Patienten wieder, und die Wunde war gut abgeheilt. Ich kann es ja nicht wissen, vielleicht ist es durch die Verbände so gekommen, vielleicht durch Therapeutic Touch. Dem Arzt jedenfalls konnte ich ansehen, daß er überrascht war, wie schnell diese große Wunde verheilte, aber gesagt hat er nichts. Meine Kollegin, die sich auch überrascht über den Fuß des Patienten beugte, sagte zu dem Arzt: Oh, das hat das Therapeutic Touch von Liesbeth bewirkt. Er schwieg weiter. Oft genug habe ich die erstaunten Gesichter der Ärzte gesehen, aber noch nie hat einer etwas gesagt oder wegen Therapeutic Touch gefragt.«

Jelly, ihre vierte und letzte Patientin an diesem Mittwochnachmittag, fühlt sich nach etwa fünf Minuten Therapeutic-Touch-Behandlung schwindelig. Aufrecht sitzt sie auf dem Stuhl, eine 53jährige Frau, der man sofort glaubt, als sie sagt, daß sie nie gelernt hat, »nein« zu sagen, wenn jemand sie um einen Gefallen bittet. Aus lauter Pflichterfüllung anderen gegenüber hat sie sich selbst und ihre Wünsche immer zurückgestellt. Als sie endlich einmal vom Druck loskam und mit ihrem Mann Ferien machte, waren die starken Schmerzen in der Schulter »aus dem Nichts aufgetreten«. Sie fuhr damals mit dem Auto durch Südkalifornien, unterwegs zu Verwandten. Die Schmerzen waren aber so stark, daß sie statt die Verwandten zu besuchen ins Krankenhaus mußte. Wieder reisefähig, kam sie nach Holland zurück, wo die Ärzte ein Jahr lang versuchten, sie gesund zu spritzen. Vergeblich, sie wurde operiert.

Die Schmerzen blieben dennoch, auch zwei Monate nach der Operation. Bis der Chirurg zu ihr sagte, sie solle zu Liesbeth gehen, vielleicht könnte sie mit Therapeutic Touch etwas gegen die Schmerzen machen, vielleicht helfen, daß sie wieder gesund wird. Von Therapeutic Touch hatte sie vorher noch nie etwas gehört. In Liesbeths Stimme schwingt noch heute leise Empörung mit, wenn sie sich an das erste Treffen erinnert: »Ich habe ihr sofort gesagt, ich kann sie nicht gesund machen. Ich bin doch keine Wunderheilerin. Gesund werden muß sie selber. Die Menschen haben Streß oder können nicht schlafen und sind ständig unter Druck und verspannt, die typischen Symptome der modernen Zeiten eben. Ich kann helfen, daß ihre Energien wieder fließen. Nach und nach gehen dann die Schmerzen weg, und plötzlich sind die Patienten dann auch in der Lage, die Probleme zu lösen, die eben die Schmerzen oder Verspannungen ausgelöst haben. Ich löse nur Blockierungen im Energiefeld auf, dann fühlen sich die Patienten auch besser und können sich selbst heilen. Das ist mein Ziel.«

Jelly arbeitet vierzig Stunden die Woche, als Telefonistin unter der Notrufnummer, bei ihr gehen die Anrufe für Feuerwehr, Notarzt und Krankenhaus ein. Neben dem Haushalt macht sie jede Woche noch ehrenamtlich Sozialarbeit für Behinderte. Ihre jüngste Tochter ist selbst behindert. Wenn wie jetzt bei der Behandlung ihre Anspannung aus dem Körper weicht, fühlt sie sich schwindelig: »Mein Körper fühlt sich jetzt ganz leicht an, fast so, als ob er nicht mehr da wäre. Auch die Schmerzen sind weg. Ich bin völlig entspannt, und dann treten diese Schwindelgefühle auf. Die gehen aber wieder weg, wenn Liesbeth weiterarbeitet. Durch die Erfahrung mit Therapeutic Touch geht es mir nicht nur körperlich besser. Ich habe mir auch ein Ziel gesetzt, an das ich früher nie gedacht hatte: Ich muß aus Selbstschutz lernen, auch einmal ›nein‹ zu sagen, wenn meine Familie oder andere Menschen Hilfe von mir wollen. Ich habe immer nur gearbeitet, und jetzt muß ich mein Leben ändern.« Als sie der Chirurg zur Therapeutic-Touch-Behandlung schickte, war sie zwar voller Vertrauen in ihren Arzt gewesen, aber dennoch skeptisch »so einer neumodischen Methode« gegenüber.

Überzeugt hat sie dann ein kleiner Vorfall, der gleich am Anfang der zweiten Behandlung passierte: Als Liesbeth mit den Händen wenige Zentimeter über ihren Körper fuhr, fühlte sie eine auffällige Veränderung ihres Energiefeldes im unteren Bauchbereich, die sie veranlaßte, die Behandlung zu unterbrechen, um mit der Patientin darüber zu sprechen. Jelly: »Meine Beine waren zwar damals sehr ermüdet, aber ich hatte keinerlei Schmerzen dort in dieser Gegend. Eine Woche später bekam ich eine sehr schmerzhafte Gürtelrose, genau an der Stelle. Es konnte gar nicht anders sein, Liesbeth hatte das schon vorher in meinem Energiefeld gespürt. Wenn ich es nicht selbst erlebt hätte, könnte ich nicht glauben, daß so etwas möglich ist. Aber das hat mich völlig überzeugt.«

Angezettelt hat die holländische Variante der stillen Revolution im Krankenhaus Martine Busch, Diplompsychologin von Beruf. Eine Frau, die betont, wenn sie von sich selbst spricht, daß sie nie eine spezielle »Berufung« verspürte und selbst kein außergewöhnliches Erlebnis mit »Heilen durch Energie« hatte, bevor sie Therapeutic Touch kennenlernte. Durch ihr Psychologiestudium in Utrecht und in der Schweiz, das auch Parapsychologie umfaßte, traf sie aber viele Kinder, die »paranormale« Fähigkeiten und Erlebnisse hatten. Darüber schrieb sie ihre Diplomarbeit. Intellektuelles Interesse war es also, das sie am Anfang in diese Richtung führte, und aus der beruflichen Routine heraus stieß sie auf Therapeutic Touch, als sie systematische Literaturrecherchen in medizinischen Datenbanken am Computer machte.

Das van Praag-Institut, das sie zusammen mit ihrem Mann, ebenfalls Psychologe, gründete und leitet, liegt mitten im historischen Stadtkern von Utrecht zwischen Giebelhäusern und Grachten. Hier werden heute die niederländischen Krankenschwestern in Therapeutic Touch ausgebildet, und hier begann im Jahr 1992 das holländische Kapitel von Therapeutic Touch, als Janet Quinn, die wohl zur Zeit aktivste Lehrerin auf diesem Gebiet aus den USA, auf Einladung des Instituts mit der Ausbildung der zukünftigen Lehrer begann. Es folgten mehrere Aufenthalte an Quinns »Center for Human Caring«, wo Busch schließlich Forschungsmitarbeiterin wurde. Dann der rasante Aufschwung: drei Therapeutic-Touch-Kurse 1993, 14 Kurse 1994, 20 Kurse 1995, 26 Kurse im Jahre 96. Die Zahlen sprechen für sich, insgesamt gibt es bis heute etwa 1000 Personen in Holland, die Therapeutic Touch erlernt haben, die meisten davon sind Krankenschwestern.

Teilnehmen an den Kursen kann jeder, aber nur Personen, die in Heilberufen arbeiten, also Physiotherapeuten, Ärzte, Krankenpfleger, Schwestern, professionelle Altenpfleger, Psychologen, bekommen nach bestandener Prüfung zum Abschluß ein Zertifikat. Mit dieser Regelung will Busch erreichen, daß aus Therapeutic Touch kein eigenständiger Beruf entsteht. Es soll auch keinesfalls die holländische Alternativmedizin mit einer neuen Variante erweitern, sondern als »Intervention« für Krankenschwestern und Personen in den Pflegeberufen, die unter ärztlicher Anleitung arbeiten, dienen. Der Hintergrund zu dieser Strategie, die durchaus gesundheitspolitisch gemeint ist: Im liberalen Holland gibt es ohnehin etwa 2000 praktizierende Heiler. Eine Zahl, deren Bedeutung erst klar wird im Vergleich mit den etwa 6000 niedergelassenen praktischen Ärzten dort.

Anders als jenseits des Ärmelkanals in England, wo Ärzte und Heiler in derselben Praxis, anerkannt und bezahlt durch den staatlichen Gesundheitsdienst, miteinander arbeiten, sind sie in Holland voneinander abgegrenzt, jeder in seiner Kaste, praktisch ohne Kommunikation und Zusammenarbeit. Martine Busch, die durch ein Forschungsprojekt im Regierungsauftrag über Heiler bereits gesehen hatte, daß Heilen durch Energie besonders gut als Ergänzung zur konventionellen Medizin bei chronischen Krankheiten wirkt, wollte eine Brücke schlagen: »Natürlich weiß ich, daß Therapeutic Touch nichts anderes ist als eine vereinfachte Form des Heilens mit Energie. Aber wenn jemand in ein Krankenhaus geht und sagt, also, ich bin ein Heiler, ich arbeite sehr intuitiv, ich spüre das Energiefeld des Patienten, lassen Sie mich das mal zeigen, dann ist die einzig mögliche Antwort: ›So läuft das hier bei uns nicht.‹ Wir haben von Amerika gelernt und sagen,

Therapeutic Touch ist eine einfache Technik, eine der normalen Tätigkeiten, eine einfache Intervention für Krankenschwestern. Es ist also eine strategische, gesundheitspolitische Frage, wo man in der Gesellschaft diese Methode etabliert. Und wir etablieren sie mitten hinein in das bestehende Gesundheitswesen, ohne Widersprüche zu erzeugen. Damit haben wir endlich die Brücke gefunden, die Schulmedizin und Heilen verbindet.«

Therapeutic Touch mitten in der High-Tech-Medizin als eine Art »trojanisches Pferd«, wenn auch mit bester Absicht? Schmunzelnd gibt sie es zu: »Ja, es ist ein trojanisches Pferd, das das ganze Gesundheitswesen verändern wird. Es liegt in der Methode selbst: Wer einmal Erfahrungen mit Therapeutic Touch gesammelt hat, wird Krankheiten mit völlig neuen Augen ansehen. Wer sensibel geworden ist für das menschliche Energiefeld und damit arbeitet, dessen Bewußtsein gegenüber Menschen und auch sich selbst wird sich zwangsläufig verändern. Und auch skeptische Ärzte werden nicht unendlich lange ignorieren können, daß die Methode den Kranken hilft. Schließlich wird ja wohl niemand in Zweifel stellen wollen, daß auch diese Ärzte alles für die Gesundung ihrer Patienten tun wollen.«

Um die Methode gezielt in das Gesundheitswesen zu integrieren und gleichzeitig Qualitätskontrolle für Unterricht und Anwendung zu gewährleisten, wurde sie von ihrem Institut patentrechtlich für die Beneluxstaaten eingetragen und ist damit geschützt. Diese juristische Absicherung bedeutet im Klartext, daß das Utrechter van Praag-Institut die einzige Schule für Holland, Belgien und Luxemburg ist, die Therapeutic Touch unterrichten und Abschlußzertifikate vergeben darf. Selbstverständlich vergibt das Institut auch Lizenzen an andere Institutionen, die sich damit verpflichten, dieselben Kriterien und Lehrpläne beim Unterricht einzuhalten wie zum

Beispiel staatliche Schwesternschulen. Derartige Lizenzverhandlungen laufen bereits auch mit fünf potentiellen Partnerschulen.

Die langfristigen Ziele sind anspruchsvoll: Bis zum Jahr 2003, so haben die Institutsgründer es sich 1993 in einer Art Zehnjahresplan vorgenommen, soll Therapeutic Touch an allen niederländischen Krankenpflegeschulen als normales Unterrichtsfach gelehrt werden. Das trojanische Pferd entläßt seine Kinder ... und Heilen durch Energie ist im Krankenhaus angekommen.

2

Das Licht des Lebens

Biophotonen

Zwei Glasschüsseln voller Hühnereier stehen auf dem Labortisch. Wissenschaftler in weißen Kitteln verrichten Küchenarbeit: Eier aufschlagen, das Dotter vom Eiweiß separieren. Im Mixer werden die Eidotter verrührt, »homogenisiert« heißt das im Labordeutsch. Die Forscher sind nicht etwa dabei, das karge Kantinenessen durch selbstgemachte Eierpfannkuchen aufzubessern, das Eigelbhomogenisat wird für eine wissenschaftliche Premiere benötigt. Im Institut für Strahlungsanalysen am Kaiserslauterner Technologiezentrum wollen die Wissenschaftler um Dr. Fritz-Albert Popp überprüfen, ob Hühnereier von freilaufenden Hühnern anders »strahlen« als Eier von Hühnern, die stets in Kunstlichtställen, auf dem Boden zusammengepfercht, leben.

Bei der Strahlung handelt es sich nicht etwa um Radioaktivität, sondern es geht um Licht: Das Licht des Lebens, das alle lebendigen Zellen ausstrahlen.

»Biophotonen« taufte Popp die Photonen, wie Physiker die kleinste Einheit des Lichts nennen. Alle Photonen sind grundsätzlich gleich. Um aber zu betonen, daß diese Photonen aus lebenden Zellen ausgestrahlt werden, nannte Popp sie »Bio«photonen. Und die Biophotonenforschung, die dieses Licht untersucht, hat in den letzten Jahren rasante Fortschritte gemacht, besonders in Asien, und ganz speziell in China. Dies hat verschiedene Gründe.

Welche Bedeutung diese Forschungsrichtung für die Zukunft hat, war für die Chinesen leichter zu erkennen als für die westliche Welt. Die traditionelle chinesische Medizin war immer ganzheitlich orientiert, Krankheiten werden als Störungen im Energiesystem des Körpers definiert. Für sie ist von vornherein klar, daß ein so kompliziertes biologisches System wie der Mensch nicht von einer Ansammlung von Molekülen im Kopf gesteuert wird. Weil die Biophotonenforschung für das traditionelle chinesische Energiemodell den Einstieg in eine moderne wissenschaftliche Erklärung ermöglicht, wurde sie in China begeistert aufgegriffen. Außerdem ist sie im Verhältnis zu anderen neuen Forschungsgebieten, was die Apparate anbelangt, relativ billig.

Der chinesische Staat fördert nicht nur die Forscherteams zwischen Peking und Shanghai mit erheblichen Mitteln, sondern schickt Wissenschaftler auch zur Ausbildung zu Popp nach Deutschland.

Japan hat Hunderte von Millionen Dollars investiert und steht bereits kurz vor dem Durchbruch, die Ergebnisse der Grundlagenforschung gewinnbringend zu vermarkten.

Noch aber ist Deutschland führend auf dem Gebiet. Viele internationale Arbeitsgruppen halten engen Kontakt mit dem Quantenphysiker Popp, der vor etwa zwanzig Jahren begonnen hatte, das äußerst schwache Licht, das jedes Lebewesen, vom Einzeller bis zum Menschen, aussendet, zu untersuchen.

Eine der wichtigsten Erkenntnisse der Biophotonenforschung war, daß das Licht der Zellen nicht etwa wie das einer Glühbirne ist, sondern vielmehr wie ein Laserstrahl. Das Besondere am Licht des Laserstrahls ist, daß sämtliche Photonen im Gleichtakt schwingen. »Kohärenz« nennen die Physiker diese Eigenschaft, die es dem Lichtstrahl ermöglicht, Informationen zu übertragen. Von der Nachrichtentechnik wird sie heute längst auf vielfältige Weise genutzt, zum Beispiel für die Übertragung großer Datenmengen mit äußerster Genauigkeit und noch dazu mit Lichtgeschwindigkeit.

Jeder kennt die dreidimensionalen Bilder, die Laserstrahlen in den Raum zaubern. Auch dies ist das Ergebnis der außergewöhnlichen Eigenschaften kohärenter Strahlung. Wenn zwei Laserstrahlen mit sichtbarem Licht im Raum aufeinandertreffen, entsteht ein ganz spezielles Muster, das aus den Lasershows der Diskotheken bekannt ist.

Das Licht des Lebens, das aus jeder lebendigen Zelle herauskommt, ist also mit ganz speziellen Eigenschaften zum Austausch von Informationen ausgestattet. Besonders faszinierend ist an der Biophotonenforschung, ob und wie die Natur diese Lichtsprache zur Kommunikation nutzt.

Die Messung der Biophotonen aus den zwei verschiedenen Eidotterhomogenisaten, also von den »glücklichen« und den Käfighühnereiern in Popps Labor, lieferte eindeutige Ergebnisse: Die Eier von Hühnern, die in dunklen Ställen eingepfercht leben, »strahlen« nur halb soviel wie die Eier der Hühner, die in Freiheit und im Licht der Sonne nach Körnern picken und artgerecht leben!

Zu Beginn des Experiments hatten alle Hühner zusammen im Stall gelebt, die Biophotonenausstrahlung sämtlicher Eier war gleich. Dann wurden die Hühner getrennt, die Hälfte von ihnen blieb im Stall, die anderen lebten für drei Monate im Freien. Während dieser Zeit führten sie ein völlig anderes, ein neues, »glücklicheres« Leben. Die veränderte Biophotonenstrahlung ihrer Eier läßt nur die Schlußfolgerung zu, daß sämtliche Zellen, also auch die Zellen der Eidotter, die Informationen dieser zwölf Wochen in Sonne, Natur und Freiheit gespeichert haben und diese Information ständig mit dem ausgestrahlten Licht abgeben.

Es gehört wenig Phantasie dazu, sich vorzustellen, welche Art von Bioinformation uns das Ei oder auch das Fleisch eines Huhns aus der Legebatterie vermittelt, das vom ersten Tag seines Lebens an eingesperrt in einem Käfig saß, nie etwas anderes als Kunstlicht, Enge, Leere, Gitterstäbe, Beton, maschinell hergestelltes Futter, Aggression und Platzangst kennengelernt hat.

Die Konsequenzen für die Lebensmittel, die wir essen, liegen auf der Hand: Ganz offensichtlich nehmen wir mit dem Essen nicht nur Kalorien, Vitamine, Kohlehydrate, Proteine und Mineralien zu uns, sondern auch die gesamte Lebensinformation eines Tieres, oder im Fall von Gemüse oder Obst die Bioinformation einer Pflanze.

Für Popp ist es nach zahllosen Experimenten mit Pflanzen von Tee bis Tomaten, Ölen und Fleisch »zwingend logisch« geworden, daß wir mit der Nahrung gleichzeitig Bioinformationen zu uns nehmen, die nicht verschwinden, sondern »durch Resonanz mit den körpereigenen Biophotonen auf unseren Körper übertragen werden«. Popp: »Das Lebensmittel selbst überträgt Energie auf unser System, den Körper. Diese Bioenergie bedeutet gleichzeitig Bioinformationen. Ein gutes Lebensmittel ist also in der Lage, die Ordnung unseres eigenen Systems Körper aktiv zu verbessern. Konsequenterweise überträgt ein schlechtes Lebensmittel schlechte Information. Das heißt, der Informationsgehalt eines Lebensmittels, der mit dem Licht übertragen wird, ist ein neues Kriterium für die Qualität unseres Essens.«

Diese Erkenntnis hat sich auch in der Lebensmittelbranche herumgesprochen: Die moderne Biophotonenmessung als Lieferer von Qualitätskriterien wird niedergemacht oder angewandt, je nach Standpunkt und Absicht. Mit ihr kann auch festgestellt werden, ob Lebensmittel mit Pestiziden bespritzt oder schlecht und lange gelagert wurden. Fragen von eminenter Bedeutung, ganz besonders, wenn es um die zartesten Organismen geht: bei der Herstellung von Babynahrung.

Als erste weltweit operierende Firma reagierte der Hoffmann La-Roche-Konzern. Um die Qualität der eigenen Produkte zu überprüfen, kommt – neben den üblichen chemischen Analysen – auch die Messung der Biophotonen zum Einsatz. Werden zum Beispiel Möhren zu Babynahrung verarbeitet, bringt die Biophotonenmessung es ans Licht, ob sie mit radioaktiver Bestrahlung haltbar gemacht oder mit Konservierungsmitteln behandelt wurden. Kleinste Mengen sogenannter Pflanzen»schutz«mittel verändern bereits das ausgestrahlte Licht dramatisch.

Zweifellos hat Popp eine grundlegende Form der Naturkommunikation entdeckt, denn die mit dem Licht ausgesandten Informationen werden von anderen Zellen empfangen und verstanden. Die Biophotonen steuern auch die Vorgänge innerhalb eines Organismus, nach Schätzungen der Wissenschaftler laufen zum Beispiel im menschlichen Körper in jeder Sekunde 1 000 000 000 000 000 000, in Worten: eine Trillion chemischer Reaktionen ab – eine unvorstellbare logistische Aufgabe. Oder wie Fritz Albert Popp es drastisch formuliert: »Ohne die Biophotonen als Koordinatoren all dieser Prozesse würde kein Mensch existieren können, denn nach wenigen Sekunden würden wir als biochemischer Brei zusammenfallen. Das Nervensystem kann diese Arbeit nicht bewältigen, dafür ist es auch nicht gemacht. Übrigens, nach zwanzig Jahren täglicher Messungen habe ich noch kein Lebewesen gefunden, das kein Licht abstrahlt.«

Die Aura im Licht der Biophotonen

Der heute 57jährige Quantenphysiker Fritz-Albert Popp, der gegen Ende seines Studiums in Marburg begonnen hatte, aufgrund von russischen Publikationen Licht in den Zellen von Lebewesen zu messen, hat alle Phasen durchlaufen – und durchlitten –, die die etablierte Wissenschaft bereithält, wenn einer sich anschickt, eines ihrer Dogmen zu knacken.

Als ob die gesellschaftlichen Auseinandersetzungen um die Bewertung neuer Ideen nach stets demselben Drehbuch ablaufen würden, scheint eine neue Theorie »zwangsläufig« immer wieder dieselben drei Phasen der Akzeptanz durchlaufen zu müssen. Als Grundsatz gilt: Je größer und je wichtiger die neuen Erkenntnisse sind, desto härter der Widerstand. Wir brauchen nur drei ganz Große herauszugreifen, um die Gemeinsamkeiten des »Drehbuchs« sofort lebendig vor Augen zu haben: Galilei und die Idee, daß die Erde um die Sonne kreist; Darwin, der damit aufräumte, daß die Artenvielfalt auf der Erde in wenigen Tagen geschaffen wurde, und Sigmund Freud mit der Psychoanalyse, dem Unbewußten, der Rolle der Sexualität.

Die drei Phasen, die jede neue Theorie durchläuft, sind deutlich nachvollziehbar: Zuerst wird sie ignoriert. In Phase zwei wird entgegengehalten, daß sie völlig falsch ist und außerdem im Widerspruch zu Religion und Bibel steht. Statt »Religion« kann man heute in einer irreligiösen Zeit »Dogmen der Wissenschaft« sagen und trifft dasselbe Phänomen. In der dritten Phase schließlich hat sich die neue Theorie durchgesetzt, wurde selbst als eines der wissenschaftlichen Dogmen etabliert, und jeder kluge Wissenschaftler beeilt sich zu betonen, er habe ihre Richtigkeit immer schon erkannt, und überhaupt entspräche sie seinen eigenen Forschungsergebnissen.

Es wäre etwas kühn zu behaupten, Popps Biophotonentheorie sei heute »mainstream«, aber Phase drei ist für ihn längst eingeläutet. An den verschiedensten Orten der Welt sind seine Forschungsergebnisse bestätigt worden, er arbeitet zusammen mit Hochschulen und Krankenhäusern, und auch der Name »Biophotonen« löst nur noch selten hysterische Reaktionen aus, schon gar nicht unter Physikern.

Seine neue Heimat fand der Forscher, der seit zwei Jahren an der Technischen Universität Ilmenau lehrt, in der Nähe von Düsseldorf, ausgerechnet in einer verlassenen Raketenstation der US Army. Deutschland, bekanntlich ein an sich eher abenteuerarmer Standort, bietet hier reichlich Überraschendes: »Hundert Meter hinter dem Hinweisschild ›Raketenstation‹ abbiegen. Etwa einen halben Kilometer danach finden Sie mitten in der Landschaft einen kleinen Bahnübergang, der immer geschlossen ist. Auf der linken Seite ist ein gelber Kasten mit einem Hebel, den Sie herunterdrücken müssen, damit sich die Schranken öffnen. Fahren Sie dann immer geradeaus weiter, bis Sie die Raketenstation vor sich sehen«, so in etwa lauteten die Anweisungen von Popps Sekretariat.

Mitten in der flachen, baumlosen Landschaft, wo der selten gewordene Rotmilan über ausgedehnten, nie abgeernteten Sonnenblumenfeldern kreist, immer noch gut getarnt hinter einigen grasbewachsenen Erdaufschüttungen, lugt plötzlich ein Turm hervor. Eine Art Tower, wie von einem Provinzflughafen, Relikt der Zeiten, als hier noch eifrig der Ernstfall geprobt wurde. Die berüchtigten Cruise-Missiles-Einheiten sollen hier dereinst stationiert gewesen sein, aber wer will das so genau wissen? Auf dem Militärgelände selbst verlaufen überall noch dieselben Straßen und geteerten Wege, über die die Lastwagen der Rhine Army ihre Soldaten samt Ladung hin- und hertransportiert hatten. Hinweisschilder oder Straßennamen fehlen komplett, eine verschwiegene Ecke, wo sich Fuchs und Hase Gute Nacht sagen, am Rande eines der am dichtesten besiedelten Industriegebiete der Welt.

Kultur und Wissenschaft sollen zukünftig, sozusagen als Kontrapunkt zur Vergangenheit, in die »Barracks« einziehen, und Popp ist mit seinem neuen Biophotonenlabor, dem »International Institute of Biophysics, Biophoton Research«, einer der ersten Bewohner. Eine Wissenschaftlerin aus Peking öffnet uns die Tür, um gleich zum obligaten Kaffee zu bitten, das hätte sich die amerikanische Armee wohl in ihren kühnsten Szenarios nicht ausmalen können. »Baracke« I, in der typischen Leichtbauweise ebenerdig zusammengeschraubt, ist vollgestopft mit Elektronik und technischen Apparaten, zwischen Labors und Meßkammern die kleinen Büros. Mitarbeiter gehen ein und aus, Umgangssprache ist Englisch. Französische, deutsche, chinesische Akzente klingen durch, aus vielen Ländern haben sie hergefunden, um mit dabeizusein, wo ein neues Paradigma der Wissenschaften unaufhaltsam etabliert wird.

Leidenschaft, leichter Sarkasmus und deutsche Präzision mischen sich in Popps Stimme, wenn er über aktuelle Ergebnisse der Biophotonenforschung aus aller Welt berichtet. Er zeichnet ein radikal neues Bild vom Menschen und der Natur um uns herum, eine Welt, in der

der »Funkverkehr« der Zellen über Lichtblitze das Leben unserer Erde organisiert. Denn der Austausch von Informationen über die Biophotonen beschränkt sich nicht auf die Zellen innerhalb eines Organismus, sondern spielt auch eine bislang unbekannt große Rolle bei der Kommunikation zwischen einzelnen Lebewesen.

Die Biophotonen, das Licht des Lebens, treten als Träger komplexer Information aus dem Körper jedes Lebewesens aus, bewegen sich mit Lichtgeschwindigkeit und erreichen andere Lebewesen.

Die Lasershows der Biophotonen sind die Wellenbilder der Informationen, die von Menschen, Tieren und Pflanzen gesendet *und* empfangen werden, also die grundlegende Kommunikation der Natur.

Wir sind nicht allein, nicht einmal für eine Sekunde können wir je alleine sein. Popp: »Wir sind nicht isoliert. Von jedem Lebewesen, ob Tier oder Einzeller, ob Pflanze oder Mensch, gehen Wellenfelder aus, die mit allen anderen Wellenfeldern verzahnt sind und den gesamten Erdball umspannen. Dies bedeutet einen ständigen Informationsaustausch. Wir sind alle angekoppelt, ob es uns bewußt ist oder nicht. So gibt es möglicherweise eine Erklärung für den sogenannten Zeitgeist, der ja auf eine bislang ungeklärte Weise gleichzeitig bei vielen Personen, die auf herkömmliche Art nicht miteinander in Kontakt sind, dieselben Gefühle, Gedanken und Bedürfnisse auslöst. Aber wir haben uns mit der Gewißheit, daß allumfassend kommuniziert wird, gleichzeitig natürlich auch die Ungewißheit eingehandelt, was genau kommuniziert wird.«

In unserer Sprache finden sich Begriffe und Redewendungen, die lange vor diesen neuesten Erkenntnissen entstanden sind und sie dennoch in sich tragen. Wir kennen sie alle und benutzen sie täglich: Kritisiert wird die »Ausstrahlung eines Menschen«, oder wir sind mit jemandem nicht »auf derselben Wellenlänge«. Statt »Ausstrahlung« benutzen wir auch den vielstrapazierten Begriff der »Aura, die einen Menschen umgibt«. Der *Spiegel,* ein hinsichtlich Esoterik sicher völlig unverdächtiges Nachrichtenmagazin, benutzt im Laufe eines Jahres den Begriff »Aura« in jedem dritten Heft. So ist dann von einer »Aura der Gewalt« die Rede, der »erotischen Aura der Katarina Witt«, oder vor der letzten Europameisterschaft wurde gern die »Biedermannaura unserer Fußballnationalmannschaft« bemäkelt.

Vorstellungen von einer energetischen Aura, dargestellt in Form von bunten Lichtwolken um den Körper, vor allem um den Kopf von Menschen herum, finden sich aus allen Zeitaltern und den Kulturen aller Kontinente. Die Navaho-Indianer Nordamerikas meißelten sie in Felswände, ebenso wie die Aborigines Australiens.

In einem türkischen Manuskript aus dem Jahr 1368 findet sich das Bild des von einer Aura aus Flammen umgebenen Propheten Mohammed, als ihm auf dem Berg Hira der Erzengel Gabriel erscheint.

Auch für die alten Ägypter bestand der nichtphysische Körper des Menschen aus Licht, sie unterschieden zehn verschiedene Körper und nannten jenen Teil, der den Tod überlebt, »Khu«, was nichts anderes als »leuchtend« oder »klar« bedeutet. Der Vergleich mit dem, was wir heute als »unsterbliche Seele« bezeichnen, drängt sich auf.

In der christlichen Tradition wurden über viele Jahrhunderte besonders die sogenannten Heiligenscheine aufgezeichnet, während die wohl früheste Form der Auradarstellung ein Kranz von Flammen ist, wie er auf tibetischen Götterdarstellungen vorkommt. Lichtentladungen in Form von blauen Flammen, die in Momenten größter Heiligkeit und mystischer Entrückung um Propheten und Heilige herum gesehen wurden, sind auch in der Bibel beschrieben. Ein weiteres Beispiel findet sich in der Geschichte vom »brennenden Dornbusch«, der – so wird von den Chronisten ausdrücklich betont – lichterloh brannte, aber nicht verbrannte: Flammen traten aus dem Dornbusch am Sinai, in denen Gott dem Moses erschienen ist.

Dem deutschen Quantenphysiker Popp war es von Anfang seiner Forschung an klar, daß die vom Körper ausgestrahlten Biophotonen mit dem, was seit Jahrtausenden als Aura beschrieben wird, zu tun haben. Und er wußte auch, auf welches wissenschaftliche Glatteis er sich in den Augen seiner Physikerkollegen begeben hatte, als er mit seiner Biophotonenforschung begann: »Das Licht, das wir messen, ist die Aura der Lebewesen. Besser gesagt, ein Teil ihrer Aura, nämlich der Teil, der sichtbar und meßbar für unsere heutigen Detektoren ist. Wir messen dieses Licht. Also kann überhaupt kein Zweifel daran bestehen, daß es aus dem System Körper kommt. Dann gibt es Leute, sogenannte Auraleser, die sagen, sie sehen das Licht, das den Körper umgibt. Man könnte jetzt höchstens daran zweifeln, daß sie es sehen können, ob also die Empfindlichkeit des menschlichen Auges überhaupt ausreicht, um das ultraschwache Licht sehen zu können. Das Auge ist aber das empfindlichste optische Lichtmeßgerät überhaupt, seine Empfindlichkeit reicht an unsere modernen Detektorsysteme heran.«

Das Biophotonenfeld, in das nach Popp unser gesamter physischer Körper eingebettet ist, ist ein elektromagnetisches Feld. Mit dem eingegrenzten Gebiet der Zellstrahlung im Bereich des sichtbaren Lichts befaßt sich die Biophotonenforschung.

In diesem Sinne ist das Biophotonenfeld nicht einfach mit der Aura der Esoteriker gleichzusetzen, deren Konzept darüber hinausgeht. Dies deckt sich aber mit den

Erkenntnissen von Popp: »Bei sämtlichen Messungen sehen wir, daß alle Frequenzen besetzt sind, die unsere Detektoren erfassen können. Dies legt die Annahme nahe, daß selbstverständlich auch höhere und niedrigere Frequenzen von den Biophotonen besetzt sind, die wir mangels Detektoren noch nicht erfassen können. Und so können wir auch noch nicht sagen, wie weit sie mit den Frequenzen gehen.«

Popp hat das Wort »Aura« in seinen wissenschaftlichen Publikationen stets tunlichst vermieden, weil er nicht den Verdacht aufkommen lassen wollte, daß »unsere wissenschaftliche Biophotonenforschung etwas mit Esoterik zu tun hat«.

Für die Existenz der seit alters her überlieferten Chakren, die in Form von »Energierädern aus Licht« an bestimmten Energieknotenpunkten über den Körper verteilt beschrieben werden, hat er durch Messungen »erste Hinweise« erhalten. Heute ist er »mehr und mehr überzeugt, daß da was dran ist«. Aber »wir mit unseren Apparaten sind in etwa in der Lage eines Uhrmachers, der mit einem Preßlufthammer in ein Uhrwerk eingreifen möchte. Die Natur nimmt keine Rücksicht auf den Stand unserer Technik. Die Japaner zum Beispiel sind nahe dran, die Energielinien des Körpers mit Messungen zu erfassen. Sie haben Instrumente, die sehr hoch auflösen. Wenn überhaupt, werden sie es sein, die das schaffen, sie sind dran, weil die Meridiane ja Bestandteil ihrer medizinischen Tradition sind.«

Die Japaner arbeiten auch unter Hochdruck daran, einzelne Punkte am menschlichen Körper, die in der Akupunktur eine wichtige Rolle spielen, per Lichtmessung »wiederzufinden« und zu beweisen. Diese Arbeiten sind noch unpubliziert, aus patentrechtlichen Gründen werden sie vorläufig geheimgehalten. Dennoch drang kürzlich nach außen, daß sie bereits mit Hilfe der

Biophotonenforschung einige Akupunkturpunkte bewiesen haben. Popp: »In fünf Jahren sind wir hier weg vom Fenster. Die Chinesen und die Japaner werden das Ganze zusammen machen, und wir hier werden die japanischen Geräte kaufen, zum Beispiel medizinische Geräte, von denen wir jetzt noch nicht einmal träumen.«

Die Biophotonenforschung macht aufregende Fortschritte bei der Entschlüsselung vom Code des Lebens. Mit einem sogenannten Restlichtverstärker, Geräte mit vergleichbarer Technik benutzt zum Beispiel die Armee bei Nachtaktionen, kann der Quantenphysiker heute das Licht des Lebens, das er seit zwanzig Jahren mißt, auch sichtbar machen.

Auf dem Farbmonitor sieht man deutlich, wie ein Grashalm in völliger Dunkelheit leuchtet, oder wie Gonyaulaxe, mikroskopisch kleine Wassertierchen, in einer beliebig großen Gruppe immer wieder synchron aufleuchten. Dies ist nur möglich, wenn sie miteinander kommunizieren. Ihr Aufleuchten kommt sogar dann noch gleichzeitig, wenn sie in zwei nebeneinanderstehenden Glasgefäßen herumschwimmen. Das Glas ist für die Biophotonen durchlässig, die Wassertierchen können also miteinander durch die Glaswände »im Dialog« bleiben.

Der sichtbare Beweis, daß es in diesem Experiment in der Tat um Kommunikation mit Licht geht, kommt in dem Moment, wo beide Glasgefäße durch eine Metallplatte getrennt werden. Das synchrone Aufleuchten in beiden Glasgefäßen hört auf. Jede der beiden Gruppen leuchtet separat, denn die Metallplatte läßt das Licht nicht durch.

Unzählige Arbeitsstunden und dreißigtausend Mark hatte der Restlichtverstärker gekostet, der nicht zur Normalausstattung eines Biophotonenlabors gehört.

Wir wollten einen Film über »Aura und Heilen« drehen, dazu genügte es nicht, die Messungen des Forscherteams um Fritz-Albert Popp zu filmen. So spektakulär die Meßergebnisse auch sein mochten, für eine lange Fernsehdokumentation waren Meßapparaturen und Computer, die normale Laborsituation eben, wenig spannend. Der Fernsehzuschauer würde die Ergebnisse zur Kenntnis nehmen können, aber eben nicht *sehen.* Außerdem wollten wir auch das Licht sichtbar machen, das beim Heilen durch Handauflegen eine Rolle spielen soll. So war bei einem Gespräch nach einem Interview mit Popp die Idee entstanden, die Biophotonen für das menschliche Auge sichtbar zu machen, koste es, was es wolle.

Dreißigtausend Mark. Mindestens. Franz Alt, von »Report Baden-Baden«, abgelöst und als Leiter der Zeitsprung-Redaktion des Südwestfunks eingesetzt, schüttelte bedenklich seinen Kopf. Gerade waren wieder einmal neue Sparpläne für das Programm beschlossen worden, Filmbudgets wurden gekürzt oder ganz gestrichen, Kamerateams eingespart, Taxifahrten für den Sender waren ausführlich zu begründen. Franz Alt konnte Entscheidungen in dieser Größenordnung nicht selbst treffen, die Chefredaktion war gefragt, doch dort stieß er auf wenig Begeisterung: »Es wird ja immer schöner«, das Gesicht des SWF-Chefredakteurs rötete sich bedenklich: »Sollen die öffentlich-rechtlichen Anstalten jetzt noch die Grundlagenforschung irgendwelcher Wissenschaftler finanzieren? Ich werde das weder gutheißen noch entscheiden.«

Damit war die Frage unseres Restlichtverstärkers noch eine Dienstebene höher geschoben. Konferenzen wurden einberufen, und wieder und wieder mußten wir unseren Plan begründen und erklären: Unser Ziel war es, das Licht, also die Biophotonen, aus den Händen einer Heilerin sichtbar zu machen, wenn sie, wie bei der Behandlung eines Patienten, Energie abgibt. Und noch dazu mit mehreren Vorversuchen, da man ja nicht erwarten konnte, daß so etwas auf Anhieb klappen würde.

»Sie alle werden das vor dem Gebührenzahler verantworten müssen«, mit diesem abschließenden Kommentar genehmigten der Südwestfunk und der Hessische Rundfunk – mittlerweile war aus Kostengründen eine Coproduktion zustandegebracht – schließlich das Projekt. Obwohl die Zweifel überwogen, aber das Argument, daß sensationelle Bilder entstehen könnten, war wichtiger. Zweifel hatten wir selbst genug, weil Popp immer wieder betonte, daß er keine Garantien für das Gelingen abgeben könnte. Würde die »Aura« von der Hand einer Heilerin wirklich »stark« genug sein, damit man sie sehen und filmen konnte? Würde die Empfindlichkeit des Restlichtverstärkers ausreichen, um die aus ihrer Hand austretende Energie sichtbar zu machen? Dies wäre eine wissenschaftliche Ersttat und Weltsensation, aber es war eben ein Experiment, ein Versuch, bei dem vieles danebengehen konnte.

Als das erste Vorexperiment mit dem Restlichtverstärker klappte, die Gonyaulaxe, die mikroskopisch kleinen Wassertierchen, in ihren Schalen deutlich sichtbar leuchteten, wir endlich *sehen* konnten, wie das Blatt einer Eiche in absoluter Dunkelheit Licht aussendet, genauso wie ein Grashalm oder das Blatt des Weihnachtskaktus, schlug Popp sofort einen weiteren Versuch vor, für den frisches Blut benötigt wurde. Wir sollten Phagozyten bei der Arbeit kennenlernen, Zellen, die bei der körpereigenen Abwehr eine große Rolle spielen.

Einem Labormitarbeiter wurde Blut abgenommen und in einem Glasgefäß, versehen mit einem dünnen Zuleitungsschlauch, in die Meßkammer gestellt. Sobald der Restlichtverstärker eingeschaltet war, konnten wir ein äußerst schwaches Leuchten sehen. Das eigentliche Experiment begann damit, daß ein Biologe eine winzig kleine Menge Flüssigkeit mit einem im menschlichen Organismus nicht vorhandenen Eiweiß durch den Schlauch zum Blut dazugab. Wir wußten, daß die Phagozyten, eine Art Freßzellen, sich sofort auf das Eiweiß stürzen würden, um es aufzufressen und den »fremden Eindringling« aus dem Blut zu entfernen.

Im selben Augenblick, als sich die Flüssigkeit mit dem fremden Eiweiß mit dem Blut vermischt hatte, leuchtete der Bildschirm des Restlichtverstärkers hell auf. Popp: »Sobald die Phagozyten ihre Abwehrtätigkeit beginnen, strahlen sie viel heller als zuvor, wie Sie sehen können. Das Licht wird von den anderen Phagozyten als Signal verstanden, daraufhin eilen sie sofort herbei, um den Eindringling abzuwehren. Das Licht spielt also bei der körpereigenen Abwehr eine sehr wichtige Rolle.«

Der sichtbare Beweis

Was Popp mißt und mit dem Restlichtverstärker nun auch sichtbar machen konnte, sieht die US-amerikanische Heilerin und Auraleserin Rosalyn Bruyere ständig, und zwar mit bloßen Augen. Jahre ihres Lebens verbrachte sie in den Labors der University of California und der berühmten Menninger-Klinik. Wieder und wieder ist ihre Fähigkeit überprüft und genutzt worden, an Hand des Aurafeldes von Patienten präzise Diagnosen von Krankheiten zu liefern, oder ihre Kräfte als Heilerin wurden mit physikalischen Methoden gemessen.

Im Gegensatz zu den meisten ihrer Heilerkollegen hat die 51jährige Kalifornierin aus Los Angeles die Zusammenarbeit mit Ärzten und Wissenschaftlern stets gesucht. Als Partnerin der Ärzte geht sie in ihrer Heimat in Krankenhäusern aus und ein, bei den Wissenschaftlern dort ist sie längst als Kollegin anerkannt, die ihr Fachwissen einbringt. Aus all diesen Gründen war sie die ideale Person, bei den Experimenten an Popps neuem Restlichtverstärker mitzuarbeiten.

Popp selbst wurde nun mehr als skeptisch. Eine bekannte Heilerin in seinem Biophotonenlabor, das war dann doch zuviel für ihn, der lieber über die »Bose-Kondensation« oder »dissipative Strukturen« doziert. Mit anderen Worten, seine Berührungsängste waren derartig groß, daß er es vorzog, nur noch sehr wenig Englisch sprechen zu können. Mit Entsetzen und Neugierde reagierten auch seine Mitarbeiter, allein einer der chinesischen Physiker hatte sein Gesicht so sehr im Griff, daß er »business as usual« ausstrahlte.

Rosalyn Bruyere erinnerte die Skepsis, auf die sie hier stieß, an die spezielle Art von Ablehnung Personen mit außergewöhnlichen Fähigkeiten, Sensitiven, gegenüber, die in den USA bereits vor Jahrzehnten durch einen kontinuierlichen Dialog mit der Wissenschaft weitgehend überwunden wurde: »Ich bin seit vielen Jahren daran gewöhnt, mit Ärzten und Wissenschaftlern Experimente durchzuführen. Dabei war meine Rolle immer die einer anerkannten Kollegin. Im Biophotonenlabor in Deutschland fühlte ich mich plötzlich als Testperson, noch dazu als eine Testperson, der niemand glaubte oder glauben wollte, deren Wissen gar nicht gefragt war.«

Das Versuchsziel war von den Wissenschaftlern klar definiert: Getestet werden sollte, ob Rosalyn Bruyere die Fähigkeit besitzt, willentlich aus ihrer Hand Licht, also Biophotonen, abzugeben. Eine Fragestellung, über die sie selbst eigentlich nur lächeln konnte. Denn bei jeder

Behandlung von Patienten sieht und spürt sie das Licht, die Energien, mit denen sie heilt.

Am selben Biophotonenmeßgerät, mit dem auch die Messungen mit den Hühnereiern durchgeführt worden waren, hatten die Forscher längst festgestellt, daß aus jeder menschlichen Hand ständig Biophotonen – also ein ultraschwaches Licht – austreten. Jeder von ihnen hatte schon selbst ausprobiert, die Intensität des aus der Hand austretenden Lichtes willentlich zu verändern. Niemandem war es gelungen.

Das neue Biophotonenmeßgerät mit dem angeschlossenen Restlichtverstärker für die Fernsehaufnahmen war umgerüstet worden. Durch einen bis zur Schulter reichenden, enganliegenden schwarzen Gummihandschuh konnte man die Hand bis in die Meßkammer hineinhalten. Die Wissenschaftler wußten, daß die Empfindlichkeit dieses Meßgeräts wegen der speziellen Meßkammer, in der Platz genug für die Hand sein mußte, niedriger war als beim alten, mit dem das Hühnerei-Experiment gemacht worden war. Angespannte Konzentration herrschte im Labor, als ein Forscher nach dem anderen seine Hand in den Handschuh steckte – und am Monitor war nichts zu sehen. Die Empfindlichkeit dieses Meßgeräts reichte nicht aus, um ein Lichtsignal am Monitor sehen zu können.

Stunden vergingen, in denen sich Depressionen bei uns breitmachten. Unser Ziel war mehr als in Frage gestellt, in den Augen der Fernsehhierarchien würden Bilder von leuchtenden Phagozyten und Wassertierchen die Investitionen keinesfalls rechtfertigen. Unser wichtigstes Argument war immer gewesen, daß es Popp zum ersten Mal weltweit gelingen würde, das Licht *sichtbar* zu machen, das die Heilerin willentlich aus ihrer Hand aussendet.

Als Rosalyn Bruyere endlich ihre rechte Hand in

den schwarzen Handschuh stecken konnte, war fast ein ganzer Arbeitstag mit den Vorbereitungen vergangen. Popp zog sich aus dem Labor zurück, um sich in seinem Büro hinter Studien zu verschanzen. Halb scherzhaft, halb ernst meinte er noch, er sei in den Augen seiner Physikerkollegen »endgültig im Bereich der Esoterik gelandet«, wenn dies hier klappen und veröffentlicht würde.

Es klappte: Der Bildschirm vom Restlichtverstärker wurde mehrmals nacheinander hell. Immer dann, wenn die Heilerin aus Kalifornien sagte, »jetzt sende ich Licht«, leuchteten Lichtpunkte auf, die sich zu Wolken aus Licht verdichteten. In den Pausen dazwischen war nichts zu sehen, denn die Empfindlichkeit reichte nicht aus, das Licht, die Biophotonen, die ständig aus Händen austreten, sichtbar zu machen. Es konnte nicht anders sein, die Kombination aus ihrer ursprünglichen Begabung und dem jahrzehntelangen Training als Heilerin ermöglichte es ihr, selbst unter den stressigen Laborbedingungen, das Licht aus ihren heilenden Händen willentlich verstärkt strahlen zu lassen, wie sie es bei jeder Heilbehandlung ständig macht.

Popp wurde herbeigeholt und staunte nicht schlecht. Der Wissenschaftler in ihm erwachte wieder, er fing an zu dozieren: »Bei all unseren Messungen haben wir festgestellt, daß die Lebewesen mit verschiedener Intensität Biophotonen emittieren. Je höher ein Lebewesen in der evolutionären Entwicklung steht, um so schwächer die Strahlung, beim Menschen am schwächsten. Dies macht physikalisch auch Sinn, je schwächer die kohärente Strahlung der Biophotonen ist, desto besser eignen sich die Biophotonen, Informationen zu transportieren. Der Mensch ist das differenzierteste Lebewesen auf Erden, sein Organismus also braucht die meiste Koordination der Lebensvorgänge mit Hilfe der Biophotonen.«

Nach längeren Diskussionen wurde beschlossen, nun erst einmal zu messen, um exakte Daten zu erhalten, wieviel mehr Rosalyn Bruyeres Hand beim willentlichen Abgeben von Heilenergie leuchtet im Vergleich zu der normalen Biophotonenemission, wie sie ständig austritt.

Die Ergebnisse waren überraschend: Bei willentlicher Abgabe war die Lichtintensität etwa dreimal höher als beim einfachen Hineinhalten der Hand. Die Verblüffung der Wissenschaftler war so groß, daß sie zunächst an einen Fehler in ihren Meßgeräten glaubten. Als sie alles überprüft und für richtig befunden hatten, wurde das Experiment wiederholt. Das Ergebnis war dasselbe.

All diese Experimente wurden gefilmt und fotografiert, im Computer gespeichert und als Grafik ausgedruckt, also in jeder nur denkbaren Form dokumentiert. Die Wissenschaftler nahmen zur Kenntnis, daß »Heiler im Gegensatz zu normalen Menschen in der Lage sind, die Photonenabstrahlung ihrer Hände willentlich zu verstärken. Die Hände der amerikanischen Heilerin Rosalyn Bruyere strahlten in mehreren Versuchen deutlich mehr Licht ab, wenn sie angab, heilende Energie durch die Hände zu senden.«

Die Heilerin selbst amüsierte sich noch abends auf dem Weg ins Hotel über die verblüfften und ratlosen Gesichter der Physiker und ihre Berührungsängste mit einer Heiltradition, die so alt ist wie die Geschichte der Menschheit.

Im Jahre 1995 gelangen Popp auch die ersten Schritte, seinen viele Jahre alten Traum vom »Ganzkörperscanner« zu verwirklichen. Hinter dem vorsichtig formulierten Titel seiner wissenschaftlichen Publikation »first systematic measurements of the human body light«, frei übersetzt etwa »Erste systematische Meßergebnisse vom Licht, das der menschliche Körper als

Ganzes ausstrahlt«, steckt der Gedanke, daß die Biophotonenmessung vom ganzen Körper eine neue Art der Diagnose von Krankheiten leistet. Das Revolutionäre an dieser Diagnosemethode ist, daß in keiner Weise dabei in den Körper eingegriffen wird, sondern lediglich das, was sowieso aus dem Körper ständig austritt, das Licht, gemessen wird.

Bislang war dies nur im Labormaßstab für einzelne Gewebeproben möglich. Zum Beispiel im Fall von Krebs: Tumorzellen strahlen ganz anders als gesunde Zellen. Durch die Messung der Biophotonenstrahlung kann nicht nur festgestellt werden, ob das Gewebe von einem bösartigen Tumor befallen oder aber gesund ist, sondern auch, als weitergehender Schritt in Richtung Therapie, welche Medikamente in jedem einzelnen Fall am besten zum Einsatz kommen sollten: Die veränderte Biophotonenstrahlung nach Zugabe von Arzneien zur Tumorgewebeprobe im Labor zeigt an, ob ein Medikament hilft, schadet oder gar nichts bewirkt, eine entscheidende Hilfe bei der Auswahl der richtigen Medikamente. Popp: »Der menschliche Körper ist kein spontanes System. Die ganze Erkrankung ist eingebettet in lange Zeitabläufe. Durch die Biophotonenmessung am ganzen Körper nun werden wir eines Tages den Ursachen von Erkrankungen auf die Spur kommen, bevor die eigentliche Krankheit sich körperlich manifestiert, also ausgebrochen ist. Denn die Ursache für einen Tumor liegt nicht im Tumor selbst. Die liegt möglicherweise an einer völlig anderen Stelle. Wenn jemand einen Lebertumor hat, liegt es also möglicherweise auch gar nicht an der Leber. Wenn aber die Meßwerte am rechten Auge ständig dramatisch erhöht sind, dann sage ich, schauen wir hier mal nach. Diese Art der Medizin wird aus dem nächsten Jahrtausend nicht wegzudenken sein, da bin ich sicher. Wie gesagt, der Grundgedanke ist, daß

Krankheit ein dynamischer, also keinesfalls ein spontaner Prozeß ist.«

Von daher ging es ihm darum, mit dem neuen Ganzkörperscanner zunächst einmal möglichst viele Daten über lange Zeiträume zu sammeln. Wichtigste Testperson war eine gesunde siebenundzwanzigjährige Frau, die über ein Jahr lang täglich zwei Stunden vermessen wurde. Ziel war es, an ihr als »ständige Kontrollperson« zu beobachten, was überhaupt Gesundheit bedeutet, wie die Lichtintensität bei einer gesunden Person variiert. Mit dem Scanner, der anfangs mit vier mal vier Metern insgesamt fast einen ganzen Raum ausfüllte, wurden systematisch vormittags die drei wichtigsten Meßpunkte, zwei bis fünf Zentimeter über der Stirn und beiden Händen, »abgegriffen«.

Es zeigte sich ein überraschendes Bild von Rhythmen, die der menschliche Körper durchläuft, Rhythmen von sieben Tagen, von 14 Tagen, drei Wochen, Vierteljahren. Diese Rhythmen, so die Interpretation von Popp, kommen etwa zur Hälfte aus dem eigenen Körper, die andere Hälfte wird von externen Einflüssen gesteuert. Der Körper spiegelt nicht nur die Tageszeiten, sondern auch die Jahreszeiten in Form von Lichtausstrahlung wieder: »Wenn ich einen Tag messe, stelle ich fest, die Werte sind vormittags anders als nachmittags. Abends haben viele Menschen einen höheren Wert als in den frühen Morgenstunden. Das gilt aber nur während einer bestimmten Phase, zum Beispiel im Sommer. Im Herbst kann es genau umgekehrt sein. Wir erkennen also im Rhythmus eines Tages, ob es Sommer, Herbst oder Winter war.«

Die Lichtfelder von über hundert Personen sind inzwischen erfaßt. Alle diese Messungen dienen zur Grundlagenforschung. Kinder leuchten stärker als Erwachsene, im Verlauf ihrer Entwicklung nimmt die

Lichtintensität ab, weil auch die Schnelligkeit des Stoffwechsels abnimmt, die ja das Licht wesentlich bestimmt. Erwachsene strahlen ein anderes Licht aus, wenn sie unter Streß stehen.

Die vorläufig wichtigste Erkenntnis aus den Lichtfeldern von Gesunden und Kranken aber ist, daß sich Gesundheit im Licht der Biophotonen bereits jetzt völlig neu definieren läßt: »Natürlich haben wir noch keine Gesamtinterpretation unserer Ergebnisse, aber ein Phänomen liegt sehr klar vor uns, die Rechts-/Linkssymmetrie beim gesunden Menschen. Das heißt, wenn an der rechten Hand die Lichtwerte ansteigen, steigen sie links auch an. Sobald aber ernsthafte Erkrankungen auftreten, passiert es mit Sicherheit, daß dies irgendwann asymmetrisch wird. Wir haben da einen Fall von Multipler Sklerose, der ein gutes Beispiel dafür ist. Grundsätzlich liegen hier die Lichtwerte dramatisch anders als bei einem gesunden Menschen. Zusätzlich sind sie völlig asymmetrisch, an der linken Hand haben wir beim Langzeitmonitoring doppelt so hohe Lichtwerte wie an der rechten gemessen. Beim gesunden Körper wird also die Rechts-/Linkssymmetrie nicht durchbrochen, und das bezieht sich selbstverständlich auf den ganzen Körper. Krankheit wird sichtbar als Asymmetrie der Lichtintensität zwischen der rechten und linken Seite. Diese Ergebnisse zeigen das Potential der Biophotonenmessung als neuer, nichtinvasiver Diagnostikmethode.«

Der Quantenphysiker Popp, der dabei ist, für Teilbereiche der Medizin völlig neue Ansätze zu eröffnen, findet in jüngster Zeit auch in Deutschland mehr und mehr Anerkennung. Professor Dürr, der »Papst« der deutschen Physik, Nachfolger auf dem Stuhl Heisenbergs im Münchner Max-Planck-Institut für theoretische Physik, erteilte ihm 1996 öffentlich die »Absolution«. Aus Interesse an der von Popp begründeten neuen Forschungsrichtung hat er seine wissenschaftlichen Publikationen und Bücher gelesen und mit ihm ausführlich diskutiert. Für Dürr war es nie eine Frage, daß jede Materie, lebendig oder nicht lebendig, elektromagnetische Wellen ausstrahlt, seit Jahrzehnten war dies für jeden theoretischen Physiker selbstverständlich. Außerdem ist sein Verständnis für die Materie durch die modernen Erkenntnisse der theoretischen Physik geprägt, die ja zwischen Materie und Energie und elektromagnetischen Wellen gar keine scharfen Trennlinien mehr zieht. Seine besondere Aufmerksamkeit gilt dem Umstand, daß im Gegensatz zu toter Materie das Lebendige in der abgegebenen Strahlung eine besondere Ordnung hat – die Kohärenz. Sie ermöglicht den Lebewesen, Informationen zu senden und zu empfangen.

Die Anwendungsmöglichkeiten dieses neuen Forschungszweiges werden viele Bereiche unseres Lebens, und mit Sicherheit die Medizin, revolutionieren. Angesichts der stetig explodierenden Kosten im Gesundheitswesen kann es sich die westliche Industriegesellschaft gar nicht länger leisten, auf die Möglichkeiten zu verzichten, die Biophotonen und Aura für Diagnostik und Therapie bieten.

3

Heiler, Hirnwellen und veränderte Bewußtseinszustände

Dem Wirkungsmechanismus vom Heilen auf der Spur

Nina stöhnt, sie zittert am ganzen Körper. Abwehrend hebt sie ihren gesunden rechten Arm: »Ich will das nicht, ich kann es nicht aushalten, Gott, ich will das nie wieder sehen!« Ihr linker Arm liegt wie leblos auf dem Massagetisch. Mit der rechten Hand versucht sie die Augen zuzuhalten, aus denen die ersten Tränen quellen, unaufhaltsam, gespeist von einem in Stille mit viel Disziplin ertragenen Leid, das sie lange zurückgehalten hat. Sie wehrt sich gegen die Tränen, die Gefühle, die unverhofft aus ihr hervorgebrochen sind: »Ich wußte nicht, daß es so sein würde, wenn ich das geahnt hätte, wäre ich nie hergekommen. Niemals, laßt mich nicht allein, laßt mich nicht hier liegen!« Nina, 39 Jahre, Chefsekretärin einer großen Firma, ist es gewohnt, sich und alles zu organisieren, Chefs, Computer, Aktenlage, das Drumherum ihres Büros im Griff zu haben. Jetzt liegt sie verängstigt und scheinbar hilflos auf einem Massagetisch. Rotbraune Kupferwände um sie herum spiegeln unscharf ihr aufgewühltes Gesicht, ihren vibrierenden Körper, der sich aufbäumt, dreht und windet: »Laßt mich nicht allein!« Nina ist in Wahrheit nicht allein.

Wir sind zu Dreharbeiten an der renommierten Menninger-Klinik in Topeka im US-Bundesstaat Kansas. Keine drei Meter von der Patientin entfernt stehen wir, um zu filmen, wie Heiler in einem speziell eingerichteten Raum der Klinik bei Behandlungen von Patienten mit physikalischen Methoden vermessen werden. Der Boden, die Decke und zwei gegenüberliegende Wände sind mit polierten und elektrisch isolierten Kupferplatten ausgekleidet. Auch der Stuhl für die Heiler, genauso wie die Liege für die Patienten, ist elektrisch isoliert. Diese spezielle Anordnung im Kupferplattenraum ermöglicht es, die Veränderung der elektrostatischen Aufladung der im Raum befindlichen Personen und des Raumes selbst zu messen. Unser Fernsehteam: Thomas, ARD-Kameramann alter Schule, der wegen seines Unbehagens, eine Frau so aufgelöst weinen zu sehen, seine Kamera nur auf ihre Hände richtet. Jochen, kurz vor der Wende aus der DDR geflüchteter Kameraassistent, der sich unter dem Thema »Heilen durch Energie« wenig bis gar nichts vorstellen kann, und Anja, Toningenieurin, 34 Jahre, die zu unserer Überraschung gerade dem Kameraassistenten Mikrofon, Kopfhörer und Recorder mit einer hilflosen Bewegung in die Hand drückt. Staunend beobachten wir, wie sie auf allen vieren den Gang hinter dem Kupferplattenraum hinunterkriecht und verschwindet, während Nina auf dem Massagetisch weiter vor sich hinweint. Leicht vornübergebeugt steht vor ihr die Heilerin Ethel Lombardi, die ihr etwas Beruhigendes sagt.

Ethel Lombardi trägt einen hellblauen Laborkittel, um ihren Kopf eine Art weißes Stirnband mit Klettverschluß, unter dem mehrere an Kabel angeschlossene Elektroden stecken. Auch ihre Hand, die sie ruhig über das Gesicht ihrer Patientin hält, ist mit Elektroden bestückt und per Kabel an Meßgeräte angeschlossen. Es wird gemessen, was nur möglich ist: die elektrostatische Aufladung des

Körpers und des Raumes, das EKG für die Überwachung der Herztätigkeit, mit Hilfe vom EEG die Gehirnwellen, dazu Temperaturveränderungen an den Fingern und die Veränderung der elektrischen Leitfähigkeit der Haut.

Eine Behandlung durch die Heilerin ist Ninas letzte Hoffnung. Ihr droht die Berufsunfähigkeit, denn sie kann immer häufiger und über immer längere Zeiträume ihren linken Arm nicht mehr bewegen, keine Papiere, keine Kaffeetasse in die Hand nehmen, den Computer nicht mehr bedienen. Seit mehreren Wochen ist ihr Arm praktisch gelähmt. Den Ärzten gilt sie als »austherapiert«, als hoffnungsloser Fall. Mit dem Rollstuhl als Zukunftsperspektive: Morgens hat Nina so starke Rükkenschmerzen, daß sie allein nicht mehr aus dem Bett steigen kann. Über eine Stunde braucht sie, um liegend unter starken Schmerzen durch gezielte Gymnastikübungen überhaupt in der Lage zu sein, sich langsam aufzusetzen. Dazu Migräne, Depressionsschübe. Gegen alles und für alles haben Ärzte ihr immer wieder stärkere Medikamente verschrieben. Alle Stationen der konventionellen Medizin hat sie durchlaufen, nichts half. Anders als in Deutschland ist für die meisten Amerikaner die Berufsunfähigkeit das absolute Aus, Kündigung, keine Versicherung, sozialer Abstieg. Das gilt auch für vormals erfolgreiche Chefsekretärinnen.

Beinahe regungslos steht Ethel Lombardi, die 55jährige Heilerin aus Chicago. Einzig ihre Hand scheint mit zarten, gleichmäßig-ruhigen Bewegungen etwas zu ziehen, so als ob sie einen imaginären Faden auf ein unsichtbares Wollknäuel aufwickelt, während Nina wieder heftig weint und immer dasselbe wiederholt: »Laßt mich nicht allein, warum kommt denn keiner, soll ich hier allein sterben?« Die Hand der Heilerin berührt die Patientin nicht, sondern bleibt etwa dreißig Zentimeter über Ninas Körper, der sich nach wenigen Momenten der

Ruhe wieder aufbäumt, dramatisch gespiegelt und verzerrt von der Decke des zehn Quadratmeter großen Raumes, die genau wie die Seitenwände mit Platten aus poliertem Kupfer ausgelegt ist.

Aus den Augenwinkeln sehen wir, daß Anja, unsere Toningenieurin, wieder zurückgekommen ist. Sie hat eine der Grundregeln von Fernsehteams durchbrochen, die jeder von Anfang an in diesem Beruf zu verinnerlichen hat: Egal was passiert, du bleibst auf deinem Posten. Deine Arbeit ist es zu dokumentieren, was passiert. Überraschenderweise setzt sie nach wenigen Augenblikken den Kopfhörer wieder ab, faßt sich an den Magen und geht zu Boden. Sie ist schweißüberströmt und sehr bleich im Gesicht, als sie wieder den Gang gebückt entlanggeht, um die Dreharbeiten nicht zu stören. Später wird sie uns erzählen, daß es ihr jedesmal, wenn sie wegging, mit jedem Meter, den sie sich vom Kupferraum entfernte, besser ging. Etwas durcheinander zwar, aber ohne jede Übelkeit, fühlte sie sich, sowie einige Türen hinter ihr lagen und sie sich ein, zwei Minuten in einem anderen Teil des Gebäudes aufgehalten hatte. Sobald sie aber zurückkam, setzten wieder heftige Magenschmerzen und Brechreiz ein. Ihre Beine begannen zu zittern, sie mußte sich auf den Boden legen, während stoßartig Krämpfe durch ihren Unterleib gingen. Noch eine Minute länger, und sie würde sich übergeben müssen oder ohnmächtig werden. Während der einstündigen Dreharbeiten passierte ihr das dreimal.

Im Kupferplattenraum, wo die Heilerin mit ihrer Patientin arbeitet, dokumentieren vier Videokameras mit aufgesetzten Mikrophonen jede Bewegung, jeden Ton, und spielen die Bilder direkt in die Monitore der Wissenschaftler ein, die ihr mit Elektronik vollgestopftes Zentrum in einem anderen Flügel des Gebäudes haben. Hier an der Menninger-Klinik, dem Mekka der psychosomatischen Medizin, sind in einem Zeitraum von fünf Jahren 14 Heiler und andere Menschen mit »außergewöhnlichen« Fähigkeiten systematisch getestet und vermessen worden.

Die wissenschaftlichen Untersuchungen und Messungen – Arbeitstitel: »Ungewöhnliche elektrostatische Phänomene bei Personen mit außergewöhnlichen Fähigkeiten« – sind der vorläufig letzte Meilenstein im Lebenswerk von Dr. Elmer Green, der als Vater und Erfinder der Biofeedback-Methode zuvor bereits internationale wissenschaftliche Anerkennung fand. »Wir messen hier nicht ›Chi‹, ›Reiki‹, ›Heilenergien‹, ›Prana‹ oder wie immer man das nennen mag«, betont der heute beinahe Achtzigjährige. »Wir messen Elektrizität, genauer gesagt, elektrostatische Aufladungen. Wir sind Physiker, Psychologen und Elektrotechniker, und wenn man uns nach ›Chi‹ und ›geistigen Energien‹ fragt, so antworten wir, ja, wir haben davon gehört, aber das sind nur Anekdoten für uns. Natürlich habe ich im Verlauf meiner jahrzehntelangen Untersuchungen von Heilern und Yogis viel Erstaunliches gesehen und erlebt. Aber uns interessieren hier bei den Messungen im Kupferplattenraum nur die Daten, die wir von unseren Apparaten erhalten. Die Heilerin heilt, und wir messen elektrische Veränderungen. Wir leisten hier Basisarbeit, und da lautet unsere Frage ausschließlich: Welche meßbaren Veränderungen können wir bei Heilern und in ihrer Umgebung feststellen, während sie mit Patienten arbeiten?«

Im Gegensatz zu den Therapeutic-Touch-Studien der Ärzte und Krankenschwestern, bei denen die Frage im Mittelpunkt stand, was Heilen durch Energie beim Patienten bewirkt, will Elmer Green herausfinden, wie und wodurch das passiert. Den Wirkungsmechanismus des Heilens zu entschlüsseln ist sein Ziel, und er weiß, daß dies nur mit streng wissenschaftlichen Methoden erfolgen kann. Selbstverständlich hat er sich eingehend mit »Chi« und »Prana« beschäftigt, genauso wie Fritz-Albert Popp in Deutschland mit der »Aura«, aber beide hüten sich, in ihren wissenschaftlichen Untersuchungen und Publikationen solche Begriffe zu verwenden. Kein Vorwand soll den »Kollegen« geliefert werden, ihre Arbeiten als nichtwissenschaftlich abzutun.

Seit vielen Jahren war Elmer Green von der Wirksamkeit des Heilens überzeugt, zu oft hatte er persönlich miterlebt, wie »etwas« mit Patienten passierte, das nach dem heutigen Stand der Wissenschaften nicht hätte passieren dürfen oder können.

Er wollte seinen Teil dazu beitragen, diesem Phänomen wissenschaftlich auf die Spur zu kommen. Aufgrund eines klaren Konzepts stand von Anfang an für ihn fest, sich nur auf den Heiler zu konzentrieren. Er nahm an, daß die Energien oder welche Phänomene auch immer, die Heilung bewirken, vom Heiler ausgehen müssen. Für ihn als Physiker stand außer Frage, daß er in der Lage sein müßte, mit physikalischen Meßmethoden die Phänomene selbst oder ihre physikalischen Begleiterscheinungen am Körper des Heilers zu messen. Physikalische Meßergebnisse sind jederzeit wiederholbar, objektiv und lassen sich nicht wegdiskutieren.

Viele Forscher vor ihm haben sich mit unterschiedlichsten Ansätzen auf den Patienten und auf den Verlauf der Gesundung konzentriert. Eine Sackgasse, sämtliche Diskussionen mit Ärzten, die den Krankheitsverlauf überwachten, endeten im Prinzip ergebnislos. Die Daten waren nicht objektivierbar, eine Wiederholung des Experiments per Definition ausgeschlossen, im besten Falle redeten die Ärzte über Spontanheilungen, die ja hin und wieder vorkommen, auch bei schulmedizinischer Behandlung. Außerdem sind die Ärzte persönlich betroffen, sie sind es ja, die heilen, beziehungsweise sie sind die einzigen Personen, die mit staatlicher Zulassung – zumindest in Deutschland – überhaupt heilen dürfen: Umstände, die dazu beitragen, daß die Schulmedizin heute in der Regel die Wirksamkeit vom Heilen durch Energie verneint. Elmer Green: »Es ist eine Tatsache, daß Physiker und Ärzte eine unterschiedliche Haltung sogenannten Heilern gegenüber haben. Im Gegensatz zu Ärzten kann es den Physikern völlig egal sein, ob Heilung durch Energie überhaupt existiert. Physiker lesen lediglich bei ihren Versuchen die Instrumente ab und stellen Meßergebnisse fest, ihr Ego spielt dabei keine Rolle. Sie fragen auch gar nicht, was durch das bewirkt wird, was sie gemessen haben. Und damit stellen sie auch die Milliarden-Dollar-Gesundheitsindustrie nicht in Frage, ich gebe also niemandem einen Anlaß, aus ideologischen Gründen meine Meßergebnisse wegdiskutieren zu wollen. Auf diese Weise wächst langsam ein Wissen über außergewöhnliche Phänomene wie die Heilung. Bis eines Tages niemand mehr in der Lage sein wird, ob aus persönlichen oder beruflichen oder ideologischen oder geschäftlichen Gründen, die Wirksamkeit des Heilens durch Energie zu leugnen. Wir brauchen das ›Ja‹ der Mediziner zum Heilen, damit es endlich in das Gesundheitswesen integriert wird.«

Unter kontrollierten (»Labor«-)Bedingungen stand an der Menninger-Klinik – neben zahlreichen anderen Parametern – vor allem die Messung der elektrostatischen Veränderung von Heilern und ihrer Umgebung bei der Behandlung von Patienten im Mittelpunkt der Untersuchungen. Es wurden auch Qi-Gong-Meister, Indianerschamanen und Yogis neben Heilern und Therapeutic-Touch-Therapeuten aus Amerika und Europa getestet.

Um auszuschließen, daß durch Bewegungen Meßdaten verfälscht würden, waren alle Testpersonen gebeten worden, sich möglichst wenig zu bewegen. Meßdaten, bei denen Bewegungen durch Heiler im Spiel waren oder Patienten berührt wurden, wurden von der Bewertung ausgeschlossen. Die Überwachung durch Videokameras ermöglichte dies den Forschern. Die Ergebnisse, die Elmer Green 1992 erstmalig in der Fachzeitschrift *Subtle Energies* publizierte[13)], waren erstaunlich: Die Heiler produzierten im Verlauf der Behandlung elektrostatische Veränderungen bis zu 190 Volt.

Heute arbeitet der Physiker und Psychologe an der Auswertung der Untersuchungsergebnisse der zweiten Testreihe von 1992 bis 1994, bei der die Experimente noch einmal wiederholt und mit zusätzlichen Parametern, wie die Messung der Gehirnwellen im EEG, erweitert wurden. Ein solches Vorgehen, die Wiederholung der Experimente, ist in der Wissenschaft vor allem dann notwendig und üblich, wenn außergewöhnliche Ergebnisse vorliegen. Elektrostatische Veränderungen beim Menschen wie in den Kupferraum-Versuchen sind zuvor noch nie festgestellt worden. Es gibt weder eine medizinische noch eine andere wissenschaftliche Erklärungsmöglichkeit, wie es überhaupt sein kann, daß ein menschlicher Körper derartige elektrische Veränderungen erzeugt. Und noch dazu willentlich. Die Heiler wußten zwar nicht konkret, was alles im Kupferraum gemessen wurde, sie kannten aber ihre Aufgaben: zu heilen oder zu meditieren. Beides sind Prozesse, die die Testpersonen, ohne sich zu bewegen, willentlich gesteuert haben. Als Teil dieser Prozesse entstanden die außergewöhnlichen, physiologisch (noch?) nicht erklärbaren elektrostatischen Veränderungen.

Sechzehn Milliarden Bytes an Daten sind insgesamt zu analysieren. Außer Frage steht jetzt schon, daß die ersten Meßergebnisse kein Zufall waren, weil auch in der zweiten Meßreihe die Heiler wieder außergewöhnlich hohe elektrostatische Aufladungen in derselben Größenordnung erzielten. Dr. Elmer Green: »Diesmal haben wir

Spitzenwerte zwischen 60 und 180 Volt gemessen. Wir haben über die Jahre Hunderte von Personen untersucht und bei niemandem, außer bei Heilern, solche Werte gemessen. Damit ist eindeutig bewiesen, daß nur Heiler in der Lage sind, derartige elektrostatische Veränderungen in ihrem Körper und gleichzeitig in ihrer Umgebung zu erzeugen. Niemand aus der Kontrollgruppe, die sich aus ›normalen‹ Personen zusammensetzte, kam auch nur in die Nähe solcher Werte, sie erzielten maximal zwei bis vier Volt. Obwohl wir zweifelsfrei festgestellt haben, daß Heiler zu diesen außergewöhnlichen Veränderungen fähig sind, warne ich vor der Vereinfachung, vor der Annahme, daß die Elektrizität, die wir messen, schlicht mit der Heilkraft gleichgesetzt wird.« Für Elmer Green drängt sich der Vergleich mit Blitz und Donner bei einem Gewitter auf: Donner ist der Begleiter vom Blitz, aber nicht seine Ursache, »so ist auch die Elektrizität nicht das, was heilt, sondern etwas, das im Körper des Heilers als Begleiterscheinung des Heilens passiert«. Mit diesen Experimenten ist es dem Forscherteam um Elmer Green gelungen, einen Mosaikstein bei der Entschlüsselung des Wirkungsmechanismus vom Heilen zu liefern. Für Nina, die Chefsekretärin aus Topeka, Kansas, stand bei dem Experiment mit Ethel Lombardi natürlich etwas völlig anderes im Vordergrund: ihre eigene Gesundheit. Deshalb hatte sie sich bereit erklärt, am Experiment teilzunehmen. Wie sie Stunden später berichtete, hatte sie damit gerechnet, daß ihre Schmerzen durch die Behandlung vielleicht etwas gemildert würden. Nicht aber damit, bereits in den ersten zwei Minuten der Behandlung mit all ihren »Gefühlen und Gedanken in die schlimmste Situation ihres Lebens zurückkatapultiert« zu werden und »dieses einige Jahre zurückliegende Erlebnis noch einmal durchzumachen«: die Minuten vor der Geburt ihrer Tochter in einem großen, unpersönlichen Krankenhaus. Dort, so ihre Schilderung, fand sie sich plötzlich alleingelassen, mitten in heftigen Wehen auf einer Bahre in einem leeren Krankenhausflur, wohin die Schwester sie geschoben hatte, da alle Kreißsäle besetzt waren. Ihr Mann, der sie bis dahin begleitet hatte, war weggeschickt worden, um die Aufnahmeformalitäten zu erledigen, während ihre Wehen immer stärker kamen und sie »vor Schmerzen beinahe ohnmächtig« wurde. Nina: »Ich schrie damals um mein Leben, niemand kam. Eigentlich bin ich ein eher ruhiger Typ und schreie überhaupt nicht. Ich kann gar nicht verstehen, was jetzt mit mir passiert ist, wieso habe ich bei Ethels Behandlung alle diese schrecklichen Sachen und Gefühle wieder durchgemacht? Ich hatte diese entsetzliche Situation im Krankenhaus eigentlich völlig vergessen, ja, ich habe mich immer bemüht, nie wieder daran zu denken. Und plötzlich war ich jetzt wieder mittendrin.«

Unmittelbar nach der Behandlung durch die Heilerin konnte sie ihren linken Arm zum ersten Mal seit vielen Wochen wieder heben, als sie völlig erschöpft, in dicke Decken gehüllt, in einem Ruheraum der Menninger-Klinik »wieder zu sich« kam.

Am nächsten Morgen stieg sie völlig schmerzfrei ohne jegliche Gymnastikübungen aus dem Bett auf: »In tiefer Überraschung fragte ich mich, wo bloß die Schmerzen geblieben waren, und erinnerte mich plötzlich, daß die Rückenschmerzen und Migräneschübe ungefähr ein halbes Jahr nach der Geburt meiner Tochter begonnen hatten. Anfangs sehr milde und ohne mich in meinem Beruf zu beeinträchtigen. Im Laufe der Jahre ging es dann bergab. Und heute fühle ich mich zum ersten Mal seit langer Zeit wieder richtig gut.«

Nina arbeitet noch immer als Sekretärin bei ihrer Firma. Sie hat sich noch mehrfach von Ethel Lombardi behandeln lassen, die weiteren Behandlungen verliefen ohne Dramatik, sie waren sogar »sehr angenehm und sanft« für sie. Heute lebt sie praktisch ohne Schmerzen.

Die Situation, in ihren Schmerzen alleingelassen auf dem Krankenhausflur zu warten, hatte Nina als lebensbedrohend für ihr Kind und für sich selbst empfunden. Es war ein Schock für sie gewesen, ein traumatisches Erlebnis. Nachdem ihre Tochter gesund auf die Welt kam, war sie glücklich, und sie wollte sich nicht mehr an das Schreckliche davor erinnern. Sie hat es mit der Zeit »erfolgreich verdrängt«. Ein geradezu klassisches Beispiel für die Ursachen psychosomatischer Krankheiten. Je nach Veranlagung des Körpers können derartige Verdrängungen mit der Zeit die verschiedensten Krankheiten auslösen. Bei der Behandlung dieser Krankheiten steht die Schulmedizin oft genug von vornherein auf verlorenem Posten. Sie kuriert nur an den Symptomen herum. Zu den wahren Ursachen kann sie praktisch gar nicht vordringen, weil sie ihr nicht bekannt sind und die Patienten per Definition keinen Zusammenhang zwischen Ursachen und Krankheiten sehen und mitteilen können. Schätzungsweise sechzig Prozent aller Krankheiten sind auf psychosomatische Gründe zurückzuführen.

Und Anja, die Toningenieurin unseres Kamerateams, der es bei Ninas Behandlung so schlecht ging, daß sie nicht weiterarbeiten konnte? Dr. Green fragte sie nach den Dreharbeiten, was mit ihr losgewesen sei, ihre Schwierigkeiten waren ja allen aufgefallen. Ethel Lombardi kam auch dazu, als er gerade meinte, daß ihr übergroßes Mitleid mit Nina, als sie schrie und weinte, vielleicht der Grund gewesen sei. Das lehnte sie rundweg mit der Bemerkung ab, daß sie als Teil eines Fernsehteams schon viel Leid, Krankheit und sogar Sterbende bei Filmaufnahmen erlebt hätte und dabei nie »in die Knie« gegangen sei. Auch bei Operationen und einer Obduktion hatte sie keinerlei Schwierigkeiten gehabt, sie war immer in der Lage gewesen, alles als ihren Job zu sehen und auch Schreckliches zu dokumentieren. Völlig überraschend bei dem Vorfall im Kupferplattenraum war für sie gewesen, daß sie immer wieder Brechreiz verspürte und Krämpfe im Unterleib bekommen hatte, wenn sie während der Behandlung in Ethels und Ninas Nähe war. Wohingegen es ihr sofort wieder gut und »völlig normal« gegangen war, sowie sie sich in den Meßraum der Wissenschaftler geflüchtet hatte, wo sie auf vier Monitoren die eingespielten Bilder aus dem Kupferraum beobachtete, also im Prinzip dasselbe sah wie »vor Ort«, aber aus der Entfernung.

Inhaltlich hatte Anja gar nicht mitgekriegt, was die Ursachen für Ninas Schreien und Weinen gewesen waren. Wenn sie schrie, mußte sie sich auf die Tonqualität konzentrieren, um die Lautstärke auf dem Recorder auszupegeln, von Geburt und Kreißsaal, Ninas Trauma, wußte sie nichts. »Dann bleibt für mich nur eine Erklärung für Ihre Situation«, Ethel Lombardi lächelte tröstend, »Sie müssen wissen, wenn ich jemanden behandele, richte ich immer wieder meine Energien auf diese Person aus. Es gibt aber auch eine gewisse Menge an ›Fallout‹, an Energien, die sich nicht zielgerichtet drumherum verteilen. Zusätzlich wirken auch die Energien der Patientin in der Umgebung, die in dem Fall sehr spezifisch waren, weil die Erinnerung an die Geburtssituation und Ninas Ängste hochkamen. Davon müssen Sie etwas abbekommen haben, das auch bei Ihnen etwas energetisch ausgelöst hat, im Gegensatz zu Ihren Kollegen, die ja alle ruhig weiterarbeiten konnten, obwohl sie auch einen Teil der Energien ungewollt abbekamen. Vielleicht gibt es da etwas Ähnliches bei Ihnen wie bei Nina, das dann hochkam, eine Erinnerung vielleicht? Denken Sie einfach mal darüber nach, Sie brauchen mir gar nicht zu antworten.«

Doch Anja antwortete sofort: Sie hatte vor fünf Jahren ihr erstes Kind bekommen, eine Tochter. Unter dramatischen Umständen. Was als natürliche Geburt sorgfältig zusammen mit ihrem Mann vorbereitet worden war, von Atemtraining bis zu homöopathischen Mitteln, endete mit einem Notkaiserschnitt im OP und Stunden, wo es um Leben und Tod für sie und ihr Kind ging. Eine Geschichte also um ein Geburtstrauma, auch wenn die Umstände und Einzelheiten völlig verschieden waren. Die Tochter wurde gesund geboren, und auch Anja konnte sechs Monate nach dem längeren Krankenhausaufenthalt schon wieder arbeiten. Jetzt weinte sie leise: »Ich danke Ihnen, daß Sie mich erinnert haben. Ich weiß, es ist Zeit, mich mit der ganzen Sache auseinanderzusetzen. Wissen Sie, mein Job ist relativ stressig, wir reisen viel, ich kann mich nie in Ruhe mit etwas beschäftigen. Wie schrecklich das alles war, als meine kleine Tochter geboren wurde, habe ich zwar nicht vergessen, aber doch ziemlich verdrängt. Und natürlich, ich habe mir auch nie die Zeit genommen, dieses Erlebnis irgendwie zu verarbeiten.«

Von Heilern wie auch von Personen, die bei Heilbehandlungen als Zuschauer dabeigewesen sind, wird immer wieder berichtet, daß außer der behandelten Person selbst auch andere auf unterschiedlichste Weise starke Reaktionen zeigen. Die Biophotonenforschung von Popp liefert dafür eine Erklärungsmöglichkeit, weil er gezeigt hat, daß das aus den Zellen austretende Licht Informationen weiterträgt. Im Fall von Nina waren die zentralen Informationen etwa Geburt, Panik, Lebensgefahr. Diese Schlüsselwörter »paßten« zu Anjas verdrängten Erlebnissen, und ihr Körper reagierte völlig unerwartet mit Schmerzen und Unwohlsein, aber nur in unmittelbarer Nähe, wo die Biophotonen, die Informationen, sie ja erreichen konnten. Erst im Gespräch mit

Hilfe von Ethel Lombardi konnte Anja sich an das erinnern, was sie verdrängt hatte.

Eine sehr interessante und anschauliche Erklärung für das Phänomen der Verdrängung liefert die international bekannte Auraleserin Rosalyn Bruyere: Wenn ein Trauma, ein schockartiges Erlebnis, eintritt, gerät die betreffende Person in Panik. Panik bedeutet, der Körper mobilisiert urplötzlich sämtliche Energien, um eben die Gefahr abwenden zu können. Das Hormon Adrenalin wird im Körper ausgeschüttet, das ermöglicht, quasi aus dem Stand, Leistungen zu bringen, die normalerweise nicht zu schaffen sind. Jeder kennt das Staunen, wie weit man springen oder wie schnell man laufen kann, wenn man panikartig flüchten muß. Als Auraleserin sieht Rosalyn Bruyere, wie sich in einer solchen Situation die Aura, also das Energiefeld des Menschen, auf ein Vielfaches ausdehnt. Nach ihrer Auffassung wird das Ereignis, das die Panik ausgelöst hat, im Aurafeld in dieser hochenergetischen Situation, relativ weit vom Körper entfernt, »gespeichert«. Wenn sich die Person wieder beruhigt, zieht sich das Energiefeld auf Normalgröße zurück, mit der Folge, daß die Person keinen Zugang mehr zu dieser Information hat, keine wirkliche Erinnerung, das Ereignis »wird verdrängt«. Bei einer Heilbehandlung dann wird das Energieniveau des Patienten erhöht, dadurch dehnt sich das Aurafeld aus. Wenn der Energielevel des Patienten so hoch ansteigt wie bei dem traumatischen Erlebnis, ist die Erinnerung mit allen Einzelheiten wieder da.

Viel Erstaunliches ist im Kupferplattenraum der Menninger-Klinik passiert. Auf die Idee, solch einen Testraum mit polierten und isolierten Kupferplatten bedeckten Wänden zu bauen, war Elmer Green viele Jahrzehnte zuvor gekommen. Damals studierte er Physik an der Universität von Minnesota.

Zu dieser Zeit, in den dreißiger und vierziger Jahren, gab es in Amerika eine erste große Welle des Interesses an fernöstlichen Meditationstechniken. Bei Literaturrecherchen in der Unibibliothek war er 1940 auf ein Buch gestoßen, wo in den »Mahatma Letters« ein tibetanischer Kupferraum beschrieben wurde. Der Autor schilderte darin die Tradition der Mönche in Tibet, die jungen Chelas, die Studenten, in einem mit Kupfer ausgekleideten Raum durch Meditation in den Zustand absoluter Klarheit, Luzidität genannt, zu führen: »Jeder Tempel hat einen dunklen Raum, dessen Nordseite mit einer polierten Metallplatte, die hauptsächlich aus Kupfer besteht, ausgekleidet ist. Sie ist nicht unmittelbar an der Wand angebracht, sondern durch Glas von der Wand getrennt. Über dem Kopf des Meditierenden, der auf einem Stuhl sitzt, unter dem eine Glasplatte ist, hängt ein Magnet, dessen Nordpol nach oben gerichtet ist ...«[14) Als angehender Physiker war Elmer Green von den Fragen: »Was ist eigentlich Luzidität, und wie kommt sie zustande?« fasziniert, genauso wie von den technischen Bedingungen des Meditationsraumes: »Warum sollten die Mönchstudenten in polierte Kupferwände schauen, warum die Isolierung des Stuhls und der Kupferplatte, und warum sollte ein Magnet über ihren Köpfen hängen?«

Viele Abende verbrachte er in der Bibliothek, erkundigte sich bei Dozenten und Professoren anderer Fakultäten, bis er theoretisch verstehen konnte, was ein oberhalb vom Kopf angebrachter Magnet verursachen könnte: Unabhängig davon, daß Hirndrüsen Eisen, also magnetisches Material, als Bestandteil haben, agieren alle Nervenzellen im Gehirn bei der Weiterleitung von Nervenimpulsen als winzige Generatoren, die magnetische Impulse aussenden. Diese Impulse, die mit jedem Denkvorgang einhergehen, müßten selbstverständlich von dem über dem Kopf angebrachten Magneten beeinflußt werden, der Denkvorgang selbst also auch.

Dem Physikstudenten leuchtete sofort ein, daß die ganze Anordnung im Meditationsraum des Tempels und die ausdrücklich erwähnten Isolierungen von Kupferplatte und Stuhl durch Glas etwas mit der Veränderung elektrostatischer Aufladung zu tun haben müßten. So schnell wie möglich wollte er im Labor alles nachbauen, um mit Messungen zu beginnen. Beim Versuch, geeignete Meßgeräte zu beschaffen, mußte er erkennen, daß die Empfindlichkeit der damaligen Apparate ungenügend war. Zusammen mit seiner späteren Frau Alyce beschloß er, das Projekt nicht fallenzulassen, sondern zu warten, bis die technologische Entwicklung neue, empfindlichere Geräte auf den Markt bringen würde.

Es sollte über vierzig Jahre dauern und etlicher Umwege bedürfen, bis die ersten Arbeiten im Kupferplattenraum im Keller der Menninger-Klinik stattfanden. Hartnäckig seine Ziele über Jahrzehnte zu verfolgen ist eine der außergewöhnlichen Eigenschaften Elmer Greens.

Nicht nur spektakuläre Heilungen fanden im Kupferplattenraum statt, wobei das eigentliche Interesse der Physiker den nicht weniger spektakulären Meßergebnissen der Heiler galt, sondern auch erste Experimente mit Meditierenden, bei denen der Magnet nach tibetanischem Vorbild über ihrem Kopf angebracht wurde. Im Gegensatz zu den physikalischen Messungen bei den Heilern standen hier die Erlebnisse der Meditierenden im Vordergrund. Wieder wurden routinemäßig Messungen durchgeführt, um objektive Daten über physiologische Veränderungen zu erhalten. Zunächst aber galt es, mehr darüber herauszufinden, was die tibetanischen Mönche mit dem Bewußtseinszustand absoluter Klarheit, der Luzidität, gemeint hatten.

Eine der ersten Testpersonen unter dem Magneten

war Ingo Swann aus New York City, der durch die Entwicklung des »technical remote viewing«, einer besonderen Form des Hellsehens als Spionagemethode für die US Army und die »sonstigen Dienste«, in Amerika bekannt ist. Nach einer Meditation im Kupferraum, so schilderte er, konnte er die inneren Organe anderer Menschen sehen und beschreiben.

Die bereits erwähnte Auraleserin und Heilerin Rosalyn Bruyere war nicht nur eine der vierzehn Testpersonen der Heiler Untersuchung, sondern nahm auch an den Magnet-Experimenten teil. Sie erlebte in der Menninger-Klinik einen ganz außergewöhnlichen Bewußtseinszustand: »Es war ein wunderschönes Gefühl, in blauem Licht fließend eins mit dem Universum zu sein. Auf beliebig vielen Ebenen konnte ich gleichzeitig über verschiedene Dinge nachdenken. Ich war hellwach, und auch mein Zeitgefühl funktionierte auf die Minute genau. Ich wußte zum Beispiel, wann die 45 Minuten vorbei waren, Sekunden später verkündete Elmer Greens Stimme am Lautsprecher, daß die Meditation beendet sei. Zum ersten Mal hatte ich dort den Zustand vollständiger Luzidität erlebt.«

Die geschilderten Erlebnisse und die außergewöhnlichen Heiler-Meßergebnisse geben genügend Hinweise zu ahnen, welches Forschungspotential notwendig ist, um die Effekte von Magnet, Kupferwänden, Meditation und Heilen wissenschaftlich verstehen zu können.

Was die Mönche in Tibet über Jahrhunderte entwikkelt und praktiziert haben, führt zu Bewußtseinszuständen und der Erweiterung menschlicher Fähigkeiten, denen Öffentlichkeit und Forschung zur Zeit völlig hilflos gegenüberstehen. Dasselbe gilt für das Heilen mit Energie, auch in dieser Disziplin sind die Mönche Tibets als Meister bekannt.

Die westlichen Gesellschaften sind in diesen Punkten

in zwei Grabenkriege führende Lager gespalten. Die Esoteriker auf der einen Seite sagen, daß sie all dies und noch viel mehr immer schon gewußt hätten, und als Erklärung fügen sie hinzu: »Es gibt halt viel mehr Dinge zwischen Himmel und Erde …«, während die Skeptiker dies stereotyp mit der Bemerkung »alles Humbug« abtun. Weil nicht sein kann, was nicht sein darf, sind letztere nicht einmal bereit, die entsprechenden Publikationen zu lesen.

Auch wer die Ergebnisse vorschnell in die »paranormale« Ecke schiebt, wird ihnen nicht gerecht, im Gegenteil, es handelt sich um normale menschliche Fähigkeiten, auch dann, wenn nur wenige sie besitzen. Ist vielleicht Franz Beckenbauer »paranormal«, weil er besser als alle anderen Fußballspielen konnte? Oder war Mozart paranormal, weil er bereits im zarten Kindesalter anstatt mit Bauklötzen zu spielen Musik komponierte? Alles, was Menschen können, ist »normal«, der Begriff »paranormal« ist lediglich Ausdruck einer gewissen Ideologie.

Biofeedback: Die Tür zu einer neuen Welt

Die Fragestellung, wie das Bewußtsein physiologische Vorgänge steuert, stand ein Leben lang im Mittelpunkt der Forschung von Elmer Green. Wie kann ein Yogi im Himalaya seine Körpertemperatur so kontrollieren, daß er, nur mit einer leichten Baumwollhose bekleidet, den Winter im Gebirge überlebt? Was verändert sich – physikalisch meßbar – im Körper bei tiefen Meditationen? Aber bevor er diesen Fragen auf den Grund gehen konnte, mußte er als Physiker Geld verdienen, für seine Familie mit mittlerweile vier Kindern. Nach einem weiteren Studium in Psychologie mit der Promotion als Abschluß ging er zur Navy, der US-Marine. Während des Kalten Krieges beschäftigte er sich elf Jahre als Physiker mit der Entwicklung optischer Suchsysteme für Lenkwaffen, bei denen die Rückkopplungssysteme eine entscheidende Rolle spielen. Zuletzt war er Chef der drei zuständigen Navy-Forschungsabteilungen. Nach Ablauf seines Vertrages mit der Marine lehnte er einen hohen Pentagon-Posten ab, um an der Universität Chicago zu forschen und zu lehren. Als Bio-Psychologe beschäftigte er sich in der Hauptsache mit Messungen verschiedenster biophysikalischer Prozesse des menschlichen Körpers. Das Leben der ganzen Familie spielte sich damals an der Universität ab, seine Frau und zwei Töchter studierten gleichzeitig Psychologie. So sollte es möglich werden, daß er später jahrzehntelang mit ihnen zusammen forschen und arbeiten konnte.

In dieser Zeit kam die erste englische Übersetzung des »Autogenen Trainings« von Johannes B. Schultz, dem bekannten Berliner Arzt, auf den amerikanischen Markt. Die Grundthese des Autogenen Trainings ist, daß die Menschen sehr wohl in der Lage sind, sämtliche Körperfunktionen, also auch Herzschlag, Blutdruck oder Körpertemperatur, willentlich zu beeinflussen und dadurch selbst zu regulieren. Dies war bislang von der Schulmedizin verneint worden. Die Forschungsergebnisse aus Deutschland elektrisierten ihn: Er sah die Chance, die Methode von Schultz mit Rückkopplungssystemen wesentlich zu erweitern und effektiver zu machen.

Die Geburt des modernen Biofeedbacks, der biologischen Rückkopplung des Systems Mensch, war zunächst nur ein Gedanke. Durch das Angebot der berühmten Menninger-Klinik, für den Forschungsbereich ein völlig neues Physiologie-Labor aufzubauen und danach ein Forschungsprojekt seiner eigenen Wahl durchzuführen, konnte Green seine Vision von der Medizin der Zukunft, bei der der Kranke selbst seine eigenen körperlichen Vorgänge »in die Hand« nimmt, wahr werden lassen. Die schönste und kreativste Phase seines Lebens hatte begonnen. Zusammen mit seiner Frau Alyce nahm er die Arbeit an seinem eigentlichen Lebenswerk auf.

Zwei Gruppen von jeweils 33 Hausfrauen waren die Testpersonen zu Beginn der Entwicklung einer neuen medizinischen Methode, des Biofeedbacks, die um die Welt gehen sollte. Die erste Gruppe lernte, sich nach den Regeln des klassischen Autogenen Trainings zu entspannen, mit der Aufgabe, sich immer wieder innerlich zu sagen, »meine rechte Hand wird warm«. Nach zwei Wochen Training schafften es 3 von 33 Frauen, die Temperatur ihrer Hand um 5 Grad Celsius zu erhöhen. Diese drei Frauen hatten es erreicht, mit ihrem Bewußtsein willentlich die Temperatur ihrer Hand zu steuern. Sie waren die »Ausnahmepersonen«. Die weit überwiegende Mehrzahl scheiterte an der Aufgabe, über das Bewußtsein das körperliche Sein zu beeinflussen.

Die zweite Hausfrauengruppe bekam dieselbe Aufgabe, mit dem Unterschied, daß an ihren Händen Temperaturfühler angebracht waren, damit sie die Temperaturen ständig an einem Meßgerät ablesen konnten. Die Frauen sahen also am Anzeigegerät, wenn sich die Temperatur ihrer Hand erhöhte. So lernten sie den geistigkörperlichen Zustand kennen, der es ihnen ermöglichte, durch Konzentration auf ihre Hände die Blutgefäße zu erweitern, wodurch sich die Blutzirkulation und damit die Temperatur der Hand erhöht.

Die Temperaturmessung und das Ablesen der Handtemperatur waren der Schlüssel zum Erfolg: 29 von 33 Hausfrauen lernten, ihre Handtemperatur willentlich zu erhöhen. Elmer Green: »Das war eine Erfolgsquote von 95 Prozent gegenüber 10 Prozent in der ersten Gruppe. Da wußte ich, daß Feedback, die Rückkopplung, bei der

Selbststeuerung des Menschen genauso zum Erfolg führt wie bei Maschinen.«

Die Tatsache, daß eine Maschine die immer wieder neu gemessenen Daten mit den ursprünglich vorgegebenen vergleicht, um sich dadurch immer wieder zu korrigieren, ist heute eine der Grundlagen moderner Technik. Auf dieser Basis funktioniert zum Beispiel die Zentralheizung: Ein Fühler mißt die Temperatur des Wassers im Kessel. Ist die Temperatur unterhalb des eingestellten Sollwertes, wird der Brenner automatisch eingeschaltet, und das Wasser im Kessel wird aufgeheizt. Ist dann der Sollwert erreicht, schaltet sich der Brenner automatisch ab. Es besteht also eine einfache Rückkopplung zwischen Wassertemperatur und dem Brenner, wodurch das Wasser nur dann erhitzt wird, wenn es notwendig ist.

Beim Menschen sind die Rückkopplungssysteme und Abläufe wesentlich komplizierter. Die drei Hausfrauen aus der ersten Gruppe, denen es gelang, ihre Hände willentlich zu erwärmen, waren genau wie alle anderen, die diese Technik erlernten, nicht in der Lage, in Worte zu fassen, wie sie es schafften. Die Koordination des geistigen Zustands, in den sie gehen mußten, um die körperlichen Abläufe zu steuern und immer wieder über das Bewußtsein zu verbessern, ist für jeden unbeschreibbar. Niemand kann also die Erfahrungen aus einer Meditation, wo auch mit dem Unbewußten gearbeitet wird, an andere weitergeben. Es ist prinzipiell niemals möglich, Erfahrung weiterzugeben. Jeder muß die Erfahrung selbst machen, darum brauchen die indischen Yogis Jahre und Jahrzehnte, um durch die Meditation zu lernen, zum Beispiel ihre Blutzirkulation zu steuern.

Die Hausfrauen mit den Temperaturfühlern an der Hand konnten durch das Ablesen der Temperaturveränderungen, also durch eine Rückkopplung, ein biologischtechnisches Feedback, in Tagen lernen, wozu Yogis Jahre benötigen. Nicht zu Unrecht wird von daher die moderne Biofeedback Methode auch als »Yoga des Westens« bezeichnet.

Die Aufgabe der Hausfrauen war es lediglich gewesen, sich zu entspannen, bequem zurückgelehnt zu sitzen, die Temperaturanzeige zu beobachten und »irgendwie« dafür zu sorgen, daß die Temperatur stieg. Das heute modische »irgendwie« war durchaus angebracht, weil niemand, auch der Therapeut nicht, den inneren Zustand und die körperlichen Empfindungen klar beschreiben kann, die die Testpersonen lernen sollten. Zusätzlich kommt die Schwierigkeit hinzu, daß praktisch jede Person diesen Zustand, das Zusammenspiel von Bewußtsein und Körper, anders erlebt. Rein biologisch betrachtet kann durch die Entspannung in der Hand mehr Blut durch die Gefäße fließen, weil die Muskeln sie nicht mehr zusammendrücken. Weil mehr Blut fließen kann, steigt die Temperatur. Wenn die Versuchsperson zum ersten Mal den Temperaturanstieg sieht, wird praktisch unwillkürlich das innere Befinden registriert, das sich ja durch die Entspannung neu eingestellt hat. Es kommt zum ersten Aha-Erlebnis: So muß ich mich also fühlen, damit die Temperatur in die Höhe geht! Auf dieser Erkenntnis kann das Bewußtsein aufbauen, ohne sich um die biologisch-körperlichen Abläufe kümmern zu müssen. Entspannung und Bewußtsein hängen zusammen. Bleibt die Person länger in der Entspannung, verändert sich das Bewußtsein, und dies wiederum verändert die körperlichen Prozesse. Bis wieder ein Temperaturanstieg eintritt. Der zweite Schritt wurde vollzogen, und das Befinden dabei wieder automatisch registriert. Bei der nächsten Biofeedback-Sitzung ist dieselbe Person schon viel schneller in der Lage, auf das bereits kennengelernte Bewußtsein/Befinden umzuschalten und so die Temperatur der Hand in kürzerer Zeit ansteigen zu lassen. Wozu am Vortag vielleicht zwanzig Minuten notwendig waren, klappt jetzt bereits in wenigen Minuten. Und der meditative Zustand wird auch tiefer. Dann kommt die nächste Stufe und die nächste und alle weiteren, bis die Möglichkeiten des Körpers, die Hand zu erwärmen, ausgeschöpft sind.

Die außerordentlich vielfältigen Zusammenhänge im Körper, wo in jeder Sekunde zig Milliarden chemischer Reaktionen und unzählbare Nervenimpulse ablaufen, wo vom Nervensystem völlig neue Schaltkreise »installiert« werden, sind für niemanden einzeln zu beherrschen. Das ist aber auch nicht notwendig. Über die Entspannung, die Veränderung des Bewußtseinszustandes, ist es dem Menschen gegeben, seinem Körper zu erlauben, all die Veränderungen selbständig durchzuführen, die zum Beispiel zur Erwärmung der Hand notwendig sind. Als Therapie kommt Biofeedback heute bei ganz unterschiedlichen Krankheiten erfolgreich zum Einsatz, zum Beispiel bei Bluthochdruck, Streß, Migräne, Alkoholabhängigkeit, Inkontinenz, Bulimie und sogar bei Krebs. Überall dort ist das Prinzip Biofeedback effektiv und direkt anwendbar, wo etwas am Körper als Erfolgsindikator gemessen werden kann. Im Fall von Bluthochdruck zum Beispiel sieht der Patient seinen Blutdruckwert, den er im Gegensatz zur Handtemperatur senken muß. Wenn er das einmal gelernt hat, hat er gleichzeitig einen großen Schritt Richtung »Yogiausbildung« getan. Nun kennt er den Zustand, in dem sein Blutdruck normal ist, und ist auch immer besser in der Lage, diesen Zustand nach und nach auf Dauer zu halten. Er braucht nun keine Rückkopplung mehr und kann sich vom Biofeedbackgerät verabschieden. Der Meßapparat als Hilfe zur Tiefenentspannung ist überflüssig geworden.

Auf den ersten Blick könnte man folgern, daß Biofeedback auf Vorgänge im Körper, die aus technischen Gründen nicht gemessen werden können, nicht anwendbar sei. Wie zum Beispiel wenn es um die Stärkung der körpereigenen Abwehr, des Immunsystems, geht. Oder, noch schwieriger vorstellbar, willentlich das eigene Immunsystem auf eine spezielle Aufgabe zu konzentrieren, wie die Zerstörung eines Tumors. Wer einmal verschiedenste Formen des apparativ unterstützten Biofeedbacks gelernt hat, die Temperatur der Hände und seine Herztätigkeit steuern kann und Muskeln entspannt, zu denen man normalerweise keinen willentlichen Zugriff findet, hat viel mehr gelernt, als diese Übungen erfolgreich durchzuführen. Ein meditativer Zustand wurde erlernt, eine Ebene des Bewußtseins, in der die Gedanken des Alltags nicht mehr vorkommen. Das »pausenlose Geplapper« unseres Biocomputers Gehirn wurde abgestellt. Es ist nicht so, daß in diesem Bewußtseinszustand nicht mehr gedacht werden kann, aber die Gedanken sind wesentlich klarer und schnörkelloser, wie der rote Faden eines guten Films. In diesem Bewußtseinszustand läuft in der Tat eine Art Film ab, den man gestalten kann. Man denkt in Bildern, man sieht die Gedanken als Bilder. Auch die Visualisierung von etwas bekommt eine völlig andere Bedeutung auf dieser Bewußtseinsebene. Es ist mehr ein Erleben als nur Visualisierung. In diesem Zustand ist jeder in der Lage, mit dem Bewußtsein durch den eigenen Körper zu wandern, wohin man will. Es ist sogar möglich, die eigenen inneren Organe zu »besuchen«, um ihren Zustand dann, wenn man dort ist, einfach zu »wissen«. Das Wissen entsteht nicht durch einen gedanklichen Vorgang, es handelt sich nicht um die Erstellung eines Inventars. Das Wissen ist vielmehr plötzlich da, als etwas Ganzes, und man weiß ohne Zweifel: Es ist so. Viel Training ist dafür erforderlich, aber jeder kann eher in Wochen als in Monaten diese Möglichkeiten für sich eröffnen. Sie bedeuten den Eintritt in eine völlig neue Welt. Durch den Verstand ist der Zugang nicht möglich. Im Gegenteil: der Verstand mit seinem Abwägen und seinen Zweifeln, orientiert an das bereits erarbeitete Wissen, bildet die verschlossene Tür zu dieser Welt. Es geht nicht um die Herabsetzung des Verstandes, sondern um die Erkenntnis, daß der Verstand nicht alles ist. Der Unterschied zwischen Verstand und dem erlernten »Biofeedback-Bewußtseinszustand« ist ungefähr so wie zwischen einem außerordentlich effektiv und rational denkenden Ingenieur und dem genialen Jazzpianisten, der am liebsten nur improvisiert. Wenn diese beiden Personen sich im täglichen Leben begegnen, wundert es niemanden, wenn sie sich wenig bis gar nichts zu sagen haben beziehungsweise wenig bis gar nichts davon verstehen, was der andere sagt. Diese Tatsachen ändern nichts daran, daß beide recht haben. Beide Welten existieren, beide sind wichtig. Es geht darum, daß es unserem Ingenieur beruflich wie privat guttun würde, etwas mehr Gefühle und Intuition zu entwickeln, und unserem Musiker würde es sicher nicht schaden, mit etwas mehr Rationalität seine finanziellen Verhältnisse in den Griff zu bekommen. Biofeedback ist eine außerordentlich effiziente und jedem offenstehende Möglichkeit, die Eigenschaften von Musiker und Ingenieur in sich auszubalancieren. Und vieles mehr, weil die neue Welt, die sich Gesunden wie Kranken öffnet, eine Schatzkiste ist, deren Inhalt noch niemand wirklich ermessen kann.

Im Fall von Krankheit besteht der wichtigste Unterschied zwischen der modernen Biofeedback-Methode und der heute üblichen medizinischen Behandlung darin, daß es beim Biofeedback – statt Medikamente und Arzt – der Kranke selbst ist, der seine Behandlung übernimmt, indem er scheinbar nicht steuerbare körperliche Vorgänge willentlich kontrolliert, ändert, steuert und sich heilt. Auch jenseits der schulmedizinischen Grenzen. Mit der Schulmedizin und dem Biofeedback ist es wieder genauso wie mit dem Ingenieur und dem Musiker: Die Lösung liegt nicht im Entweder/Oder, sondern im und/und, wie im Fall von Garrett Porter, 9 Jahre alt. Diagnose: Bösartiger Hirntumor, nicht operabel.

Der galaktische Sieg von Blue Leader – Gegen den Krebs

Als Garrett neun Jahre alt war, zu Beginn seines vierten Schuljahres, wurde bei ihm durch Computertomographie ein Tumor in der rechten Gehirnhälfte diagnostiziert. Da eine Operation aufgrund der Lage des Tumors ausgeschlossen war, blieb die Strahlentherapie als einzige Behandlungsmöglichkeit. Am Tag drei nach seiner Krebsdiagnose fragte Garrett seinen Vater, ob »dieses Ding« ihn töten könnte. Und sein Vater antwortete: Ja, das sei möglich. Garrett war fassungslos, er war gerade neun Jahre alt und sollte vielleicht bald sterben.

Mit der Strahlentherapie wurde sofort begonnen. Seine Eltern beschlossen, das Leben irgendwie »von Tag zu Tag zu meistern«. Wo noch eine Woche zuvor die Zukunft ihres Sohnes so sicher vor ihnen gelegen hatte, gab es plötzlich nur noch »ein Nichts«. Jeden Abend, wenn sein Vater heimkam, blieb er vor der Treppe stehen und rief nach Garrett. Da er antwortete, wußte er, daß sein Sohn noch lebte. Wenn seine Mutter ihn morgens weckte, war sie jedes Mal überglücklich, wenn er aufwachte. Natürlich bekam Garrett ihre Gefühle mit: »Ich wußte, daß meine Eltern mich lieben und sich nichts mehr wünschten, als daß ich wieder gesund würde. Aber ich wollte, daß sie nicht ständig an meine Krankheit dächten, daß mein Leben nicht die ganze Zeit Tumor, Tumor, Tumor wäre.« Seine Eltern, beide im Gesundheitswesen angestellt, bemerkten rechtzeitig, daß sie alle psychologische Hilfe brauchten und natürlich eine optimale therapeutische Behandlung für Garrett nach der Strahlentherapie, von der die Krankenhausärzte abschließend sagten, dies sei ihre »einzige effiziente Waffe«. Sie kannten die Menninger-Klinik und hatten von der dort entwickelten Biofeedback-Methode gehört. Während sie selbst eine Gesprächstherapie machten, kam Garrett zum Biofeedback zu Dr. Patricia Norris, der Tochter von Elmer Green. Sie hatte mit Biofeedback schon große Erfolge bei Migräne, Streßminderung und Herzkrankheiten erzielt, aber Garrett war ihr erster Krebspatient und noch dazu ein Kind. Alle bekannten Übungsprogramme waren auf Erwachsene zugeschnitten. Garrett fand sie langweilig, er schlug vor, zusammen ein Biofeedback-Trainingsprogramm für Kinder zu entwickeln.

Garrett war ein »Trekkie«, ein Fan der Fernsehserie »Star Trek«, mit ihren immer neuen Abenteuern unterwegs in fernen Galaxien des Weltraums. Für seine Visualisierungsübungen, die er während der Therapie einmal pro Woche in der Klinik und jeden Abend vor dem Schlafen alleine zu machen hatte, erfand er mit seiner Therapeutin ein Weltraumszenario. Garrett selbst war darin »Blue Leader«, der Führer einer Schwadron von Kampffliegern. Sein Gehirn wurde durch das Sonnensystem symbolisiert, und sein Tumor war ein ins Sonnensystem eindringender Planetoid, der das gesamte System gefährdete. Pat Norris fungierte als Bodenstation, im ständigen Dialog mit »Blue Leader«.

Garrett machte die hörspielreife Kassette für die Übungen selbst, mit Geräuschen, Dialogen und einem Text, der so begann: »Jetzt gleich erfahren Sie von einer Methode, die benutzt wird, damit Kinder Tumore und Krebskrankheiten bekämpfen …«

Durch die gesteuerten Visualisierungen, die auf dem Biofeedback-Training aufbauten, wurde immer wieder auch eine Brücke geschlagen zu Bildern, die manchmal mit beängstigender Kraft aus tieferen Schichten seiner Persönlichkeit auftauchten, ungesteuert und für ihn selbst überraschend: »Achtung Bodenstation! Meine Mission war eigentlich gerade beendet, aber jetzt hat der Computer ein Raumschiff identifiziert, das mit vielen verschiedenen Leuten vom feindlichen Planetoiden besetzt ist. Das Schiff ist in der Lage, einen neuen Planetoiden aufzubauen. Computer, Computer, was soll ich tun … Der Computer schlägt ›zerstören‹ vor, Bodenstation, was ist Ihr Vorschlag?« Bodenstation (Dr. Norris): »Ich habe mitgehört. Vielleicht sollten Sie dem Vorschlag des Computers folgen?« Garrett: »Ich bin schon dabei. Lenkwaffen! Feuer! … Getroffen, Volltreffer! … Keine Überlebenden, das Raumschiff ist vollständig zerstört!« Bodenstation: »Blue Leader, checken Sie unbedingt Ihr Immunsystem, die weißen Blutkörperchen!« Garrett: »Check eingeleitet, Vollscannung aktiviert. Viele wurden von den Feinden abgeschossen. Macht nichts, Bodenstation. Habe sofort Programm zur Neubildung weißer Blutkörperchen gestartet!«

Solche Volltreffer wie den hier, der die tiefsitzende Angst vor Metastasen des Tumors vielleicht nicht nur symbolisch besiegte, hatte Garrett nicht immer. Der feindliche Planetoid und seine Raumschiffe verfügten über die Fähigkeit zur Tarnung, und Blue Leader verfehlte auch manches Mal sein Ziel.

Garrett hatte mit dem Biofeedback extrem schnell gelernt, verschiedenste Körperfunktionen zu kontrollieren. Er wurde ein Meister darin, seine Hände um mehrere Grad zu erwärmen oder seine Muskeln fast vollständig zu entspannen. Seine Eltern schafften das nicht. Er konnte seinen Körper besser steuern als sie, mit seinem Bewußtsein: »Erwachsene haben immer die Vorstellung, daß so was vielleicht nicht geht. Ich bin aber ein Kind. Und ich verstehe jeden Tag besser, daß ich mit meinem Kopf die Vorgänge in meinem Körper steuern kann. Das finde ich richtig cool, endlich gibt es etwas, das ich besser kann als die Erwachsenen.«

Es gab gute Tage und schlechte Tage. Sein Selbstbewußtsein wuchs. Trotzdem ging es ihm in den ersten Monaten nach der Strahlentherapie körperlich schrittweise schlechter. Der »feindliche Planetoid« in Garrets rechter Hirnhälfte zeigte Auswirkungen, die die gesamte linksseitige Koordination seines Körpers betrafen: Nach dem linken Arm konnte er sein linkes Bein nicht mehr richtig bewegen. Er bekam eine Schiene zum Laufen. Aber wenn er einmal hinfiel, war er nicht mehr in der Lage, allein aufzustehen. Zu diesem Zeitpunkt sagten die Ärzte seinen Eltern, er hätte nur noch ein Jahr zu leben. Er ging weiter zur Schule, obwohl er unter Sehstörungen litt. Schlimmer aber war es, die Ängste seiner Lehrerin zu spüren, die sich davor fürchtete, ein womöglich todkrankes Kind in ihrer Klasse zu haben. Da war sie dann wieder, die Frage nach Leben und Tod. Garrett: »Das war für mich die wichtigste Frage überhaupt. Ich mußte mich entscheiden, ob ich mich all den Schmerzen, der ganzen Quälerei, weiter aussetzen sollte oder ob ich den Kampf aufgeben wollte. Ich mußte all meine Kräfte in diesen Kampf geben, eine Art Krieg gegen den Hirntumor. Und als mir das richtig klar wurde, entschied ich mich, alles einzusetzen, mein Immunsystem, die weißen Blutzellen und meinen Mut. Nie war ich ein Feigling gewesen. Ich entschied mich zu leben. Der ganze Kampf spielte sich im Innern meines Gehirns ab, und es war jetzt meine Sache, den Tumor zu besiegen.« Garrett gründete mit Unterstützung seiner Ärzte eine Telefon-Hotline für alle schwerkranken Kinder Topekas, um zu reden, um sich untereinander zu treffen. Er half sich auch selbst, indem er Hilfe für andere Kinder organisierte.

Im Verlauf seiner Biofeedback-Therapie entwickelte Garrett für seine Visualisierungen ein neues, biologisches Szenario, das die »geistigen Reisen durch den Weltraum« nach und nach ablöste. Nun ging er auf Erkundungsfahrten durch sein Gehirn. Er war ein kleines Lebewesen, das sich durch Kanäle und Hirnkammern bis zum Tumor vorarbeitete. Der sah aus »wie ein Klumpen rohes Hackfleisch«. Mit seiner »sinnlosen Struktur« kam ihm der Tumor »dumm vor, unorganisiert und nicht mal besonders mächtig«. Hunderte Millionen von seinen Immunzellen waren vor Ort, um ihn anzugreifen, ihn zu zerlegen, ihn aufzuessen. Sie trugen Radarantennen, die jeden Feind aufspüren konnten. Die weißen Blutkörperchen waren allwissend, organisiert, und ihre Suchmannschaften bildeten Patrouillen, die pausenlos im Einsatz waren. Mehrmals täglich und immer am Abend vor dem Schlafen machte er diese inneren Reisen. Sogar anderen Kindern von der Hotline konnte er seine Entspannungsübungen und Visualisierungen beibringen. Seiner Mutter kam er schon wie ein professioneller Therapeut vor.

Und dann, etwa gegen Ende des Schuljahres, kam zuerst langsam, dann immer schneller eine Wende. Alle bemerkten zunächst nur, daß er insgesamt gesünder wirkte. Er selbst fühlte sich kräftiger. Er konnte wieder aufstehen, wenn er hingefallen war. Der Arm wurde beweglicher, mit dem linken Bein konnte er wieder kleine Schritte machen.

Es war ein großer Tag für Garrett, als die Ärzte entschieden, daß seine Schiene, die er jetzt bald ein Jahr getragen hatte, überflüssig war. Zusammen mit seinem besten Freund zerhämmerte er sie in Einzelteile. Garrett: »Und etwas später passierte es dann. Ich lag im Bett und machte wie jeden Abend meine Tiefenentspannung und die Visualisierungsübungen und hatte Spaß damit. Da traf es mich wie ein Schlag: Ich konnte meinen Tumor nicht finden. Ich hatte dieses ganze Programm jetzt ein Jahr lang gemacht, und nun fand ich ihn nicht. Also fing ich noch mal von vorne an, aber ich konnte ihn wieder nicht finden. Da dämmerte es mir, ich sah den Tumor nicht, weil er gar nicht mehr da war! Es gab da nichts mehr, nur einen ganz kleinen weißen Fleck. Aufgeregt rief ich meinen Vater, er glaubte mir nicht. Meine Eltern meinten, ich hätte mich nicht genug konzentriert. Also machte ich wieder alle Übungen von vorne – der Tumor war nicht da. Am nächsten Tag war ich sofort bei meiner Biofeedback-Therapeutin in der Klinik. Wir sind zusammen auf die innere Reise durch mein gesamtes Gehirn gegangen, Abschnitt für Abschnitt, der Tumor blieb unauffindbar. Da haben wir alle weißen Blutzellen zu einer Party eingeladen und gesungen und Regenbögen tanzen lassen. Ein großer Kampf war gewonnen, die Guten haben die Dunklen besiegt. Ich weiß noch genau, wie eine Woche zuvor eine entscheidende Schlacht stattgefunden hatte, ein Überraschungsangriff sämtlicher Zellen meines Immunsystems auf den Tumor, ein großer Kampf, aus dem ich als Sieger hervorging!«

Seine Therapeutin beobachtete diese Entwicklung mit gemischten Gefühlen. Schließlich war Garrett ein Kind, vielleicht hatte er keine Lust mehr an seiner Therapie, vielleicht war das Verschwinden seines Tumors reines Wunschdenken. Aufklärung konnte nur eine zusätzliche Computertomographie leisten, doch das war medizinisch nicht vertretbar, wegen des damit verbundenen Stresses für Garrett. So beschloß sie zusammen mit ihm, alle Übungen beizubehalten, mit einer Änderung: Die Zellen des Immunsystems würden weitersuchen und arbeiten, aber als allgemeiner Suchtrupp, gegen Viren, Bakterien und überhaupt alle Eindringlinge.

Einige Wochen später gab es einen »mysteriösen Unfall«, Garrett fiel morgens die Treppe hinunter und blieb einen Moment bewußtlos am Boden liegen.

Sein Kinderarzt empfahl eine Computertomographie, falls Garrett sich in den kommenden Stunden übergeben würde oder Schwindelgefühle einsetzten, Anzeichen für mögliche Schädelverletzungen durch den Sturz. Garrett kam mittags aus der Schule und mußte sich übergeben.

Nach der Computertomographie sollte Garrett noch einige Minuten mit seiner Mutter im Krankenhaus warten. Als der Arzt sagte, er habe etwas Wichtiges mitzuteilen, bat Garretts Mutter ihn, damit zu warten. Sie hatte mit ihrem Mann verabredet, alle wichtigen Informationen zu Garretts Krankheit gemeinsam zu erfahren. Garretts Vater kam per Taxi ins Krankenhaus. Der Arzt teilte ihnen mit, daß Garrett keine Schädelverletzungen habe. Und daß der Tumor verschwunden sei. Alles, was er noch auf den Aufnahmen sehen könne, sei ein erbsengroßes, kalkiges Fragment an der Stelle, wo der Tumor gewesen war!

Als Garrett und seine Mutter gemeinsam zur nächsten Therapiesitzung in die Menninger-Klinik kamen, sagte seine Mutter in ihrem Überschwang von Glück, dieses Wunder habe allein Garrett mit dem Biofeedback und seinen Visualisierungen bewirkt. Doch Garrett unterbrach sie: »Das stimmt nicht. Die Strahlentherapie am Anfang hat mir sehr wohl geholfen. Sie hat den Tumor aufgeweicht. Nur so war es möglich, daß ich ihn mit meinem Immunsystem dann endgültig vernichten konnte.«

Garrett macht auch heute noch seine Biofeedbackübungen, sie wurden Teil seines Lebens. Er ist sechsundzwanzig Jahre alt und von Beruf Pilot.[15)]

Alpha/Theta-Gehirnwellen-Training

Auf den Steinplatten unmittelbar vor der Eingangstür des Life Sciences Institute of Mind-Body Health in Topeka, USA, sitzt eine etwa zwei Zentimeter große Spinne. Sie ist braun und eher unscheinbar, ihr Körper hat die geschwungene Form einer Geige. Die aufgeregte Stimme von Dr. Patricia Norris: »Halt, bleibt sofort stehen! Geht keinen Schritt weiter!« empfinden wir eher als belustigend. Hat die dezent-elegant gekleidete Psychologin etwa eine Spinnenphobie? Mit europäischem Gleichmut einer kleinen Spinne gegenüber registrieren wir überrascht, daß sie uns jetzt sogar an der Schulter zurückzieht. »Das ist eine braune Einsiedlerspinne, ich werde sie zertreten.« Immer noch verständnislos ob der Situation sehen wir staunend, wie sie kontrolliert mit einem energischen Schritt die Spinne zerquetscht.

Wir sind auf dem Weg zum Gehirnwellen-Training im Institut, das sie zusammen mit ihrem Mann Dr. Steven Fahrion und anderen Kollegen von der Menninger-Klinik gegründet hat. Das Institut ist in einem modernen »Büropark« gelegen, ganz in der Nähe des neuen Stadtzentrums von Topeka, dem Mekka der psychosomatischen Medizin. Der Ruf der 200 000-Einwohner-Stadt gründet sich nicht nur auf die weltberühmte Menninger-Klinik, sondern auch auf zahlreiche andere Kliniken und psychologische Institutionen. Mit dem obligaten Pappbecher Kaffee in der Hand bekommen wir aber nun zunächst eine Lektion in Sachen Spinnenkunde im US-Bundesstaat Kansas. Die braune Einsiedlerspinne ist wirklich auf eine besondere Art giftig. Durch ihren Biß gelangen ihre Verdauungssäfte in den menschlichen Körper, worauf das Fleisch bis auf die Knochen verfault. Gegenmittel gibt es nicht. Oft genug bleibt keine andere Möglichkeit, als Fuß oder Bein zu amputieren.

Als wir uns vom nachträglichen Aufklärungsschock erholt haben, führt sie uns in einen halb abgedunkelten Raum, in dem außer einem Computer noch sechs überdimensionale Fernsehsessel stehen, die sich mit einem Handgriff in eine Art Liege umwandeln lassen. Neben jedem der Sessel ein kleiner Tisch mit den immer gleichen Utensilien: Elektroden, Kopfhörer, ein kleiner Kasten mit Schiebereglern, eine Cremetube und Papiertaschentücher. An den Wänden entlang die Kabel, die von jedem Kasten auf den Tischen zum Computer laufen. Zuerst nimmt Dr. Norris die Cremetube in die Hand, wir müssen mit einer durchsichtigen, gelartigen Masse eines unserer Ohrläppchen von beiden Seiten einreiben, an dem sie dann eine Elektrode mit einem Ohrklipp befestigt. Die zweite Elektrode wird mit Hilfe eines Stirnbandes am Hinterkopf angebracht. Als der Kasten mit den Schiebereglern neben dem Sessel eingeschaltet wird, hören wir über die Kopfhörer sporadisch zwei verschieden hohe Töne. »Schließt die Augen, lehnt euch zur Entspannung zurück, und versucht, beide Töne zum Dauerton zu machen. Meditiert einfach und hört die Töne. Ihr werdet bald herausfinden, wie es funktioniert, Dauertöne zu bekommen! Ich komme in 45 Minuten zurück, dann reden wir über alles.«

Die Konzentration auf den hellen und den tieferen Ton aus dem Kopfhörer half uns, alle Gedanken nach und nach abzustellen. Freude kam auf, wenn beide Töne immer wieder zu hören waren. Automatisch registrierten wir den Zustand der tieferen Entspannung, der ein längeres Auftreten beider Töne hervorrief. Manchmal kamen sie für mehrere Sekunden gleichzeitig, dann wieder dominierte der hellere Ton eine Zeitlang, unterbrochen durch den tieferen Brummton. Es war faszinierend, unserem Gehirn zu lauschen, denn die beiden Töne kamen jeweils nur dann, wenn zwei ganz bestimmte, von den

Elektroden registrierte Gehirnwellen auftraten. Der Elektronikkasten mit den Schiebereglern machte es möglich, er wandelte die beiden Arten von Gehirnwellen in die unterschiedlichen Töne um und auch nur dann, wenn die Gehirnwellen eine durch die Regler einstellbare Intensität überschritten. Durch den Kopfhörer bekamen wir als »Belohnung« die immer länger andauernden Töne für unsere immer tiefer werdende Entspannung. Mit anderen Worten: Die Tiefe und Qualität unserer Entspannung wurde für uns hörbar und damit kontrollierbar, ja steuerbar. Mit Hilfe dieses Gehirnwellen-Biofeedbacks wurde es für uns akustisch erfahrbar, welche Veränderungen der Gehirntätigkeit die Meditation bewirkte. Schritt für Schritt lernten wir die Kontrolle über unsere Gehirnwellen – eine Kontrolle, die jeder für sich selbst im Gehirnwellen-Training erarbeiten muß. Die einzelnen Schritte der Entspannung oder anders gesagt der Verlauf einer Meditation ist nicht vermittelbar, sondern nur persönlich erfahrbar.

Das leise Surren des Druckers, der nach Ablauf der 45 Minuten automatisch begann, Kurven und Tabellen unserer Gehirnwellen auszudrucken, empfanden wir als irritierende Störung. Pat Norris kam herein, wir mußten Fragebögen über unsere subjektiven Erlebnisse ausfüllen. Erstaunt beugten wir uns über die sonderbaren Kurven. Der Computer hatte für jede Minute hintereinander die Verteilung der Beta-, Alpha-, Theta- und Delta-Gehirnwellen ausgedruckt. Mit den griechischen Buchstaben bezeichnen Wissenschaftler seit den Anfängen der Gehirnwellenforschung vier verschiedene Gebiete auf ihren Diagrammen, wo die Meßwerte wie spitze Zacken, in der Fachsprache »Peaks« genannt, gruppenweise auftreten. Gemessen werden die Veränderungen der elektrischen Ströme im Gehirn, die im Zusammenspiel mit den biologischen Prozessen ablaufen. Die Höhe der spitzen Zakken sind ein Maß für die Intensität der Wellen, die sich in der Frequenz, in Hertz gemessen, unterscheiden. Diese Messung, ein Maß für die Gehirntätigkeit, wurde Elektroenzephalogramm, abgekürzt EEG, genannt.

Wenn das Bewußtsein hellwach und auf ein Gespräch, das Lesen eines Buches, Fernsehen oder andere Aufgaben, wie das Einparken eines Autos oder gymnastische Übungen, konzentriert ist, dominieren bei gesunden Menschen die Beta-Gehirnwellen (14 bis 32 Hertz), so die Erkenntnisse der amerikanischen Gehirnforscher. Aufmerksame Beobachtung der Außenwelt und konkrete Gedanken, wie das Lösen einer mathematischen Aufgabe, das Formulieren von Wörtern und Sätzen, dies sind die Dinge, die wir im »Beta-Zustand« erledigen.

Der Alpha-Zustand (8 bis 13 Hertz) tritt in der Regel ein, wenn wir unsere Augen schließen und abzuschalten beginnen. Die Gehirnforscher schätzen, daß 90 Prozent der Bevölkerung Hunderte von Malen täglich für sehr kurze Zeiten vermehrt Alpha-Rhythmen produzieren, wenn sie für ein oder zwei Sekunden die Augen schließen oder ihre Aufmerksamkeit auf ein inneres Bild richten. Oder bei einem Tagtraum, bei dem die Augen durchaus geöffnet sein können. Wenn während eines Vortrags die Augen der Zuhörer »starr« werden und »ins Unendliche gerichtet« sind, kann der Redner davon ausgehen, daß die Zuhörer zwar seine Stimme noch wahrnehmen, aber nicht mehr mitbekommen, was gesagt wird. Sie sind im Alpha-Zustand. Auch bei meditativen Zuständen dominieren häufig Alpha-Wellen.

Noch weiter von der Außenwelt entfernt, zum Beispiel in einer tiefen Meditation, sind Menschen im Theta-Zustand, wo die Wellen zwischen 4 und 7 Hertz besonders ausgeprägt sind. Körper, Emotionen, Seele und Verstand sind ruhig, die meisten Menschen bezeichnen diesen Zustand als »schläfrig«. Ungeübte Meditierende schlafen in diesem Zustand in der Tat ein, weil sie ihr Bewußtsein nicht mehr wachhalten können. Wer die Erfahrung der Tiefenmeditation nicht kennt, erfährt den Meta-Zustand vielleicht kurz vor dem Einschlafen, wenn aus unbekannten und unbewußten Quellen überraschende Bilder auftauchen, die im Gegensatz zum Tagtraum nicht über das Bewußtsein steuerbar sind.

Wo Delta-Gehirnwellen (0,5 bis 3 Hertz) signifikant auftreten, wird im allgemeinen angenommen, daß der Mensch schläft oder wortwörtlich »bewußtlos« ist, was aber hier nicht identisch mit einer Ohnmacht ist. Delta-Wellen werden in der Hauptsache bei Schlafenden gemessen.

Seit der Entdeckung der Gehirnwellen durch den Jenaer Forscher Hans Berger in den zwanziger Jahren beschäftigte sich eine ganze Armada von Wissenschaftlern mit der Erforschung der Gehirntätigkeit mit Hilfe des EEGs. Über zwei Millionen Kilometer Kurven haben Ärzte ausgewertet, so die Schätzungen, um Zusammenhänge zwischen Krankheiten und Gehirnwellen aufzuklären. Erst in den sechziger Jahren fanden Forscher mit einer Unzahl von Elektroden auf den Köpfen von Probanden und Patienten heraus, welche Gehirnregionen bei welchen Tätigkeiten beim Menschen besonders aktiv werden und welche Wellenarten in den diversen Zentren des Gehirns dabei auftreten. Eine der größten Überraschungen war, daß die beiden Gehirnhälften durchaus verschiedene Aufgaben wahrnehmen. Denken spielt sich mehr links ab, Intuition wird mehr der rechten Hirnhälfte zugeschrieben. Ganze Berufsstände wurden vermessen, von Ingenieuren bis zu Künstlern, Dichter, Yogis und Mathematiker. Mehr und mehr haben sich die Hinweise verdichtet, daß Alpha-Wellen vermehrt in meditativen Zuständen auftreten und Theta ein Zeichen für

Kreativzustände ist, die zum Beispiel beim Malen, Dichten, kreativen Lernen oder beim Improvisieren eines Jazzmusikers auftreten. Die systematische Katalogisierung und Zuordnung von Bewußtseinszuständen und Gehirnwellenaktivität hatte begonnen.

In den letzten Jahrzehnten hat sich auch eine andere Disziplin der Gehirnforschung stürmisch entwickelt, die sich unter anderem mit der Entstehung von Hormonen und den sogenannten Neuropeptiden beschäftigt. Beide entstehen in außerordentlich geringen Mengen im Gehirn und übernehmen durch die Blutbahnen verteilt vielfältige steuernde Funktionen im Körper. Dies reicht vom Abstellen von Schmerzempfindung durch die sogenannten körpereigenen Opiate bis zur Auslösung des natürlichsten Ekstasezustandes, des Orgasmusgefühls. Die Befehle, die diese Stoffe »übertragen«, sind ein wesentlicher Teil des Stoffwechsel-Managements im Körper und spielen so eine überaus wichtige Rolle, auch für die körpereigene Abwehr, das Immunsystem. Die Selbstheilung des Körpers hängt so entscheidend vom Gehirn ab. Bei der Entstehung der Hormone und anderer »Botenstoffe« ablaufende biochemische Prozesse im Gehirn sind aber weder von der Aktivierung der Region, wo sie entstehen, noch von den Veränderungen der Gehirnwellentätigkeit in diesen Regionen zu trennen. Anders ausgedrückt: Durch die willentliche Veränderung der Gehirnwellen ist die Aktivierung der körpereigenen Apotheke möglich.

Wer gelernt hat, über den Bewußtseinszustand seine Gehirnwellen und damit die Gehirnchemie zu kontrollieren und zu steuern, ist zum Beispiel in der Lage, das Schmerzempfinden im eigenen Körper abzustellen.

Patricia Norris war dabei, als ihr Vater Elmer Green Untersuchungen dazu mit dem prominenten amerikanischen Heiler Jack Schwartz durchführte. Wie viele Heiler verfügte auch Jack Schwartz über eine Reihe von Demonstrationsmöglichkeiten, »außergewöhnliche Kräfte und Fähigkeiten« einem staunenden Publikum zu zeigen.[16] Eine seiner Demonstrationen, die er mehrfach auch Ärzten und Wissenschaftlern vorgeführt hat, bestand darin, mit einer 15 Zentimeter großen Nadel durch den Bizeps seines Oberarms zu stechen. Als er gerade im Labor verkabelt worden war, damit – neben anderen Parametern – seine Gehirnwellentätigkeit dabei gemessen würde, fiel eine der Nadeln versehentlich auf den Boden. Auf die Frage der Wissenschaftler, ob die Nadel jetzt sterilisiert werden solle, antwortete Jack Schwartz zu ihrer Verblüffung: »Nein, nein, ich sterilisiere meine Nadel oft, indem ich sie einfach unter meinen Schuhsohlen ein paar Mal hin- und herrolle ...« Während dieser Unterhaltung und der gesamten Vorbereitungszeit produzierte er Beta-Gehirnwellen, so wie man es von jedem Menschen in dieser Situation erwarten würde. In dem Moment aber, als er die Nadelspitze an seinem Bizeps ansetzte, wurde im Gehirnwellendiagramm das Einsetzen von Alpha-Wellen sichtbar. Als die Nadel den Oberarm durchstoßen hatte, bestand 60 (!) Prozent der gesamten Hirnwellentätigkeit aus Alpha. Für die beteiligten Wissenschaftler machte es sofort Sinn, zur Kontrolle und Steuerung von Schmerz in den Alpha-Zustand zu gehen. Praktisch jeder kennt die Erfahrung, daß man Schmerzen mindestens vorübergehend »vergessen« kann, indem man sich mit seiner ganzen Aufmerksamkeit etwas anderem widmet. Viele Eltern bedienen sich eines Tricks, um ihre Kinder von kleineren Verletzungen abzulenken: Ein Stück Schokolade wird neben die Wunde gelegt, das Kind richtet seine Aufmerksamkeit vom Schmerz weg auf die Schokolade und hört auf zu weinen. Wenn man also seine Gehirntätigkeit von der Wahrnehmung des Schmerzes abwendet und seine ungeteilte Aufmerksamkeit etwas anderem zuwendet –

was ja weiterhin Beta-Zustand bedeutet –, wird der Schmerz nicht mehr wahrgenommen.

Jack Schwartz aber ging einen anderen Weg. Er schaltete in einen anderen Bewußtseinszustand über und weg von Schmerz und Verletzung nach innen, in den meditativen Alpha-Zustand. Ein späterer Vergleich mit einem peruanischen Heiler zeigte, daß dieser sich exakt derselben Methode bediente. Wenn Ramon Torres sich zu Demonstrationszwecken eine Fahrradspeiche durch seine Wange stieß, trat fast ausschließlich Alpha in seinem Gehirnwellenmuster auf. Beta-Wellen erschienen erst wieder, nachdem er die Speiche ganz herausgezogen hatte.

So war es auch bei Jack Schwartz, so wurde es auch bei indischen Yogimeistern in anderen Labors gemessen, die nicht aus dem Alpha-Zustand während einer Meditation herausgingen, auch dann nicht, wenn glühendheiße Gegenstände auf ihren Körper gelegt wurden. Die als Heilige in Indien verehrten Männer waren so weit von dieser Welt entrückt, daß sie die Hitze gar nicht wahrgenommen hatten. Jack Schwartz ging aber noch weiter: Er war in der Lage zu steuern, ob die Wunde an seinem Oberarm bluten sollte oder nicht. Und vor allem: Er konnte seine Verletzungen zur Überraschung der Ärzte, die die Experimente begleiteten, innerhalb von 72 Stunden komplett zuheilen lassen, ohne daß je eine Narbe zurückblieb. Trotz seiner »Desinfektionsmethode« mit der Fußsohle haben sich seine Stichwunden auch nie entzündet.

Die Kontrolle von Schmerzen ist über die Kontrolle des Bewußtseins möglich. Bei Krankheiten haben Schmerzen natürlich eine nützliche Funktion als Signal des Körpers, der mitteilt, daß etwas nicht in Ordnung ist. »Wenn der Alarmruf des Körpers«, so Jack Schwartz, »in Form von Schmerzen bei Krankheiten oder Verletzungen Bescheid gesagt hat, dann ist das für mich wie ein Wecker, den ich abstellen kann. Zuerst müssen die Schmerzen abgestellt werden, denn solange sie da sind, kann man nicht einmal einen klaren Gedanken fassen, was zu tun ist, um gesund zu werden.«

Indische Yogis, die noch nie etwas von Gehirnwellen oder Alpha- und Meta-Zuständen gehört hatten, demonstrierten wieder und wieder ihre Fähigkeiten, in genau diese Zustände hineinzugehen, wenn sie außerordentliche Leistungen körperlicher Selbstkontrolle zeigten. Ob es um Yogis, Schamanen oder Heiler geht, ihre Praktiken wurden in der Regel über Jahrhunderte entwickelt, um eben in andere Bewußtseinszustände zu kommen, die ihnen eine Palette von Möglichkeiten eröffnen. Das geht von Körperbeherrschung, die Wissenschaftlern und Medizinern als ausgeschlossen erscheint, bis zu Trancezuständen, wo sie Heilungen vollbringen. Indische Yogis haben häufig für westliche Forscher völlig fremdartige Formulierungen für die Zustände, die sie mit Hilfe ihrer aus dem Sanskrit überlieferten Yogaübungen erreichen. Eine der Testpersonen, Swami Rama, nannte es »Im Inneren ein großes Objekt visualisieren, einen blauen Himmel mit kleinen weißen Wolken, die gelegentlich vorbeitreiben« und produzierte fünfzehn Minuten überwiegend Alphawellen während dieser Meditation. Den gemessenen Thetazustand erklärte er hinterher als »Das Bewußtsein zum Schweigen und das Unbewußte nach vorn bringen«, eine andere Meditationsform, mit deren Hilfe er sich für eine Viertelstunde in diesen Bewußtseinszustand versetzte, während seine Gehirnwellen gemessen wurden. Mit dieser Schilderung konnten die westlichen Forscher viel mehr anfangen, weil sie bereits aus anderen Untersuchungen wußten, daß im Theta-Zustand die Tür zum Unbewußten offensteht.

In Indien fanden sie auch, unterwegs auf einer Vortragsreise mit dem transportablen Biofeedbackgerät, einen Physiker, der sie nach ihrem Vortrag an einer Universität ansprach und meinte, er habe ihre Schilderung über Selbstkontrolle und Bewußtseinszustände verstanden und sei interessiert daran, sich als Testperson zur Verfügung zu stellen. Zur Überraschung der Forscher stellte sich bei der Messung seiner Gehirnwellen heraus, daß er in der Lage war, willentlich von einer Minute auf die andere vom Beta- in den Alpha-Zustand zu gehen, dann in den Theta-Zustand und wieder zurück in Alpha. Was immer sie ihm vorschlugen, nachdem er einmal verstanden hatte, welcher Bewußtseinszustand mit Alpha und Theta gemeint war, konnte er beliebig hin- und herwechseln, um Alpha-Wellen oder Theta oder Beta zu produzieren.[17)] Als Erklärung fügte der Mann an, er habe in seiner Jugend einen Guru kennengelernt, der ihn in die Kunst des Meditierens einführte und ihn lehrte, nach »innen zu gehen, in den Ort der Stille, wo der Geist zu Hause ist und wo die Fragen beantwortet werden können«. Seitdem habe er sein Leben lang verschiedene Meditationen täglich praktiziert, und gerade der Zustand, der mit Theta bezeichnet würde, sei ihm besonders wichtig. In diesem Zustand, wo er Zugang zum Unbewußten habe, sei er in der Lage, auch die kompliziertesten mathematischen Probleme zu lösen. Für seine Dissertation in Physik habe er die Bildersprache dieses Bewußtseinszustands systematisch für Problemlösungen angewandt. Auch heutzutage in seinem Beruf, wenn er schwierige Fragen beantworten müsse, begebe er sich in genau diesen Zustand und finde die Antworten bei der Analyse der auftauchenden Bilder. Die Testperson, so stellte sich heraus, war Dr. Rama Sharma, Leiter des Biophysikalischen Instituts an der Universität Chandigarh.

Interessanterweise liegen ähnliche Schilderungen von

einer Art »Bildersprache in außergewöhnlichen Bewußtseinszuständen« aus der wissenschaftlichen Literatur vor. Berühmt ist der Fall des deutschen Chemikers August Kekulé, des Begründers der organischen Chemie. Er war gerade als Professor an die Universität Bonn berufen worden, als er an dem Problem der chemischen Formel des Benzols arbeitete, tagelang, nächtelang. Er war nicht in der Lage, eine Formel zu Papier zu bringen, die alle Kriterien erfüllen würde, die er aufgrund seiner Untersuchungen herausgearbeitet hatte. Die zündende Idee, die ihn weltberühmt machen sollte, daß beim Benzol die sechs Kohlenstoffatome mit je einem Wasserstoffatom verbunden sind und einen Ring bilden, kam ihm per Vision, in einem ungewöhnlichen »Traumzustand«, aber dennoch wach: »Ich drehte meinen Stuhl zum Feuer hin und schloß die Augen. Wieder fingen die Atome an, vor meinen Augen zu tanzen. Diesmal blieben die kleineren Gruppen bescheiden im Hintergrund. Mein geistiges Auge, bereits geschärft durch wiederholte Visionen dieser Art, konnte jetzt größere Strukturen unterscheiden, in verschiedener Anordnung; in langen Reihen, manchmal näher zueinander, alle sich drehend in einer Art Schlangenbewegung. Aber siehe da! Was war das? Eine der Schlangen hatte den eigenen Schwanz erfaßt, und dieser Ring tanzte immer wieder spielerisch vor meinen Augen. In dem Moment kam ich aus meinem Traumzustand heraus, wie von einem Blitz getroffen.«[18)] Er setzte sich an seinen Schreibtisch und schrieb die bahnbrechende Formel des Benzolrings auf. Seinen Wissenschaftlerkollegen gab Kekulé mit auf den Weg: »Lassen Sie uns lernen zu träumen, meine Herren ...«

Nicht zufällig nannten die Gehirnwellenforscher den Theta-Traumzustand auch »Theta Reverie«, den speziellen Theta-Traumzustand mit seinen aus der Tiefe des Seins auftauchenden Bildern, bei dem – im Gegensatz zu Tagträumen – die Bilder für den Träumer nicht steuerbar sind und wo der Träumende – im Gegensatz zum nächtlichen Schlaftraum – nicht schläft.

Auch den Heilern, das war eines der Forschungsergebnisse aus den spektakulären Kupferplattenraum-Untersuchungen an der Menninger-Klinik, war der Theta-Zustand während der Behandlung von Patienten nur zu bekannt. Natürlich hatten sie und die anderen untersuchten Sensitiven selbst andere und völlig unterschiedliche Bezeichnungen für diesen Bewußtseinszustand. Im Kupferraum wurden ja neben europäischen und amerikanischen Heilern chinesische Qigong-Meister, indianische Schamanen und indische Yogis nach allen Regeln der Kunst vermessen. Auch waren es – je nach »Schule« – ganz unterschiedliche Zeremonien, Übungen und Rituale, die sie für die Vorbereitung und Durchführung von Heilbehandlungen oder Meditationen benutzten.

Die Heiler hatten aber neben den bereits geschilderten ungewöhnlichen elektrostatischen Aufladungen bis zu einer Stärke von 190 Volt eine weitere Gemeinsamkeit, die in Sachen Gehirnwellen für das Wissenschaftler-Team am überraschendsten war: Bei Heilbehandlungen von Kranken wurde bei sämtlichen Heilern ein außergewöhnlich hoher Anteil von Delta-Gehirnwellen festgestellt. Bei keiner Person aus der Kontrollgruppe wurde dieses »Heiler-Phänomen« jemals im EEG gesehen. Im EEG eines gesunden Erwachsenen treten Delta-Wellen praktisch nur im Schlaf auf. Die Heiler waren aber bei der Arbeit mit ihren Patienten völlig wach und konzentriert, obwohl sie aufgrund des Delta-Wellen-Anteils eigentlich schlafen müßten. Aus dieser überraschenden Tatsache schließt Dr. Steven Fahrion, der nach Jahren an der Menninger-Klinik heute zusammen mit seiner Frau Patricia das Life Sciences Institute leitet, daß »Heiler im Wachzustand mehr als andere Personen in Kontakt mit ihrem tiefsten Unbewußten sind, mit dem Teil ihrer Natur, von dem der Normalbürger wenig bis gar nichts weiß und, wenn überhaupt, damit nur in Schlaf und Traum in Berührung kommt. Selbstverständlich ist dies eine Hypothese. Fest steht aber, daß wir dieses überraschende Gehirnwellenmuster ausschließlich bei den Heilern in unserer Untersuchung sehen konnten.«

Dr. Fahrion war auch einer der ersten, der den Verlauf der Veränderungen der Gehirnwellen bei einem Heiler und seinem Patienten analysierte.[19)] Das Ergebnis: Zuerst traten vermehrt Alpha- und Delta-Wellen beim Heiler auf, dann beim Patienten, als ob er das Gehirnwellenmuster des Heilers übernommen hätte. Beide waren wortwörtlich »auf derselben Wellenlänge«. Japanische Wissenschaftler bestätigten sein Ergebnis und konnten zeigen, daß nicht nur eine Synchronisation der Gehirnwellen Heiler-Patient eintritt, sondern darüber hinaus im Verlauf der Behandlung bei beiden auch dieselben Gehirnregionen aktiviert waren. Die beiden Gehirne hatten sich einander angeglichen, wobei der Heiler sowohl die Veränderungen der Gehirnwellen als auch die dazugehörenden Gehirnregionen quasi vorgegeben hatte.[20)21)]

In diesem Zusammenhang ist es interessant, daß die meisten Heiler betonen, daß sie während einer Behandlung nicht nur »spüren«, was dem Patienten fehlt, sondern auch genau »wissen«, wie er sich jeweils fühlt. Die Gedanken drängen sich auf, daß die Veränderung beziehungsweise die spezielle Zusammensetzung der Gehirnwellen eine Schlüsselrolle beim Heilen haben. Die Forschungsergebnisse der vielen Spezialisten, die aus verschiedenen Motiven heraus die Bedeutung der Gehirnwellen, deren Zusammensetzung und die dazugehörigen Gehirnregionen untersuchen, lassen schon heute zum Thema Heilen folgendes zusammenfassen: Heiler zeigen ein spezielles Muster der Gehirnwellen, wenn sie heilen. Dieses Muster zeigen andere Personen auch dann nicht, wenn sie meditieren. Der Heiler ist anscheinend in der Lage, bei seinen Patienten dasselbe Gehirnwellenmuster in denselben Gehirnregionen entstehen zu lassen. Die Gehirnwellen spielen also beim Heilen eine wichtige, vielleicht entscheidende, bestimmt aber objektiv meßbare Rolle. An dieser Stelle sei noch einmal darauf hingewiesen, daß die Gehirnaktivität und die Biochemie des Gehirns zusammenhängen und durch die Ausschüttung von Hormonen, Neuropeptiden und anderen Botenstoffen beim Heilungsprozeß des Körpers eine unbestreitbar eminente Rolle spielen. Es zeichnet sich heute schon ab, daß die EEG-Forscher wesentlich zur wissenschaftlichen Aufklärung des Wirkungsmechanismus vom Heilen beitragen. Und eine EEG-Aufnahme könnte schon heute *ein* Kriterium sein, um Heiler von Scharlatanen zu unterscheiden.

Das Alpha/Theta-Gehirnwellen-Training wird – neben seinen vielfältigen medizinischen Anwendungsmöglichkeiten – auch von vielen Personen dazu benutzt, sehr schnell, in etwa zehn bis zwanzig Trainingssitzungen, zu lernen, Bewußtseinszustände zu erreichen, in denen sie »sich selbst« begegnen. Dieser Personenkreis wendet die Methode an, um die eigene Persönlichkeit weiterzuentwickeln, nicht nur um tiefe Meditationszustände zu erreichen, sondern auch um Kreativität zu lernen. Zweifellos eine faszinierende Möglichkeit. Aber dieser Weg bringt nicht dieselben Resultate wie die jahrzehntelange Ausbildung, die Schamanen, Yogis, Medizinfrauen und Medizinmänner durchlaufen müssen. Obwohl am Ende beide Gruppen willentlich ihre Gehirnwellen steuern können. Auch wenn das Gehirnwellen-Training viele Jahre lang praktiziert wird, umfaßt die traditionelle Ausbildung weit mehr: Durch Übungen und Prüfungen wird auch der Körper trainiert, und dies ermöglicht, die veränderten Bewußtseinszustände ins tägliche Leben zu integrieren. Diese Menschen werden nicht mehr schläfrig und müde, wenn sie willentlich vermehrt Theta- und Delta-Wellen produzieren. Sie sind vielmehr in der Lage, auch zum Beispiel während eines ganz normalen Gesprächs, in Sekundenschnelle und übergangslos »umzuschalten«, um die Möglichkeiten außergewöhnlicher Bewußtseinszustände zu nutzen. Für kreative Gedanken zum Beispiel, die das Gespräch weiterbringen. Ein weiterer Unterschied zur westlichen »Abkürzung« zu den veränderten Bewußtseinszuständen ist, daß die traditionelle Ausbildung immer die persönliche Betreuung durch eine Meisterin oder einen Meister beinhaltet, und dies über viele Jahre. Die fachkundige Führung auf dem unbekannten Terrain veränderter Bewußtseinszustände ist nicht nur ein Garant für eine wahrhaftige persönliche Weiterentwicklung, sondern auch die Voraussetzung dafür, daß aus einem Lehrling eines Tages auch wieder ein wirklicher Meister wird.

Diese Einschränkungen sollen mitnichten die Wichtigkeit des Alpha/Theta-Gehirnwellen-Trainings und seine vielfältigen Anwendungsmöglichkeiten mindern. Den vielleicht eindrucksvollsten Beweis für seine erfolgreiche Anwendung liefern die Programme, die Dr. Norris und Dr. Fahrion zusammen mit anderen Wissenschaftlern für Vietnam-Veteranen, Suchtkranke und ganz speziell für alkohol- und drogenabhängige Strafgefangene entwickelt haben.[22)23)24)] Bekanntlich sind die amerikanischen Gefängnisse voll von suchtkranken Straftätern. In einer Vielzahl von Fällen kann ihre Strafe nach Abschluß einer Therapie zur Bewährung ausgesetzt werden. Bei der Auswertung der EEG-Diagramme stellten die Forscher bei suchtkranken Strafgefangenen fest, daß sie praktisch ausschließlich Beta-Wellen produzierten, Alpha und

Theta fehlten beinahe vollständig. Die ersten Versuche, bei ihnen das Gehirnwellen-Training anzuwenden, verliefen so vielversprechend, daß sie vorschlugen, es in das staatliche Rehabilitationsprogramm zu integrieren. Sie konnten zeigen, daß Strafgefangene bereits nach einigen Wochen wieder in der Lage waren, Alpha- und Theta-Wellen zu produzieren. Und wortwörtlich hatte sich etwas im Kopf ihrer Klienten verändert: Erstaunlich wenige wurden mit Drogen rückfällig, und auch Einstellung und Verhalten ihren Familien und der Gesellschaft gegenüber hatten sich wesentlich verbessert, nachdem sie nach Beendigung des Rehabilitationsprogramms auf Bewährung entlassen wurden. Die zuständigen Behörden im US Bundesstaat Kansas waren nicht nur von den Erfolgen, sondern vor allem wegen der außerordentlich niedrigen Kosten im Verhältnis zu anderen Therapieformen beeindruckt. Sie baten die Wissenschaftler, an einem Rehabilitationsprojekt mitzuarbeiten, bei dem 39 nach dem Zufallsprinzip ausgewählte Gefangene zusätzlich zum üblichen Programm 45 Sitzungen des Alpha/Theta-Gehirnwellentrainings bekamen. Die 80 Gefangenen der Kontrollgruppe erhielten nur die übliche Therapie. Anschließend wurden beide Gruppen auf Bewährung entlassen und bis zu einem Jahr weiter begleitet, um die Ergebnisse feststellen zu können. Als Kriterium für den Erfolg bei beiden Gruppen stellten die staatlichen Behörden harte Bedingungen: Mit Erfolg therapiert galten nur diejenigen Personen, die »clean« blieben – dies wurde durch chemische Untersuchungen regelmäßig überprüft – und sich zusätzlich in keiner Weise etwas zuschulden kommen ließen. Die Kündigung im Job oder Strafmandate wegen zu schnellen Autofahrens wurden bereits als Vergehen eingestuft, was in die Statistik des Resozialisierungsprogramms als Scheitern einging. Nach Abschluß der Beobachtungsperiode wurden die Ergebnisse ausgewertet: Es zeigte sich, daß die kombinierte Therapie mit Gehirnwellen-Training dreimal so erfolgreich war wie die konventionelle Therapie allein. Das Echo auf die sensationelle 68prozentige Erfolgsquote des Programms hatte zur Folge, daß die Wissenschaftler aus mehreren Bundesstaaten gebeten wurden, mit vielen Hunderten von Gefangenen ihr Programm durchzuführen. Das Institut expandierte in Windeseile, neue Mitarbeiter und Räumlichkeiten mußten her, dennoch hatten sie keine andere Wahl, als das siebenwöchige Trainingsprogramm auf etwa hundert Personen zu beschränken.

Der Siegeszug des Biofeedbacks wird heute vom Staat gefördert, um mit dem Problem drogensüchtiger Strafgefangener auf einem kostengünstigen Weg fertigzuwerden. Vom selben Staat, der immer noch nicht einsehen mag, daß die Durchführung eines präventiven und speziellen Biofeedback-Trainingsprogramms für Kinder und Jugendliche in Schulen an sozialen Brennpunkten sinnvoll wäre. Auch um die Automatik zu stoppen, daß die Ghettokids Drogen nehmen und beinahe zwangsläufig im Gefängnis landen. Der Vorschlag von Dr. Elmer Green, dem Vater des Biofeedbacks, solche Programme in Schulen einzuführen, wird seit vielen Jahren von den Behörden immer wieder abgelehnt oder schlicht ignoriert.

Heilung durch Gebet?

»Betet mit mir«, schrieb uns ein indianischer Medizinmann vor einigen Jahren, als sich seine Frau an einem entlegenen Ort Nordamerikas einer schweren Operation unterziehen mußte. Als die Tumoroperation gut verlaufen war, unsere Freundin auf dem Weg der Gesundung war, schrieb er wieder, um sich bei all den Freunden zu bedanken, die mit ihm gebetet hatten, und äußerte die Überzeugung, welch »großen Anteil die Gebete in verschiedenen Teilen der Erde daran hatten«, daß es seiner Frau schon viel besser ging.

Hinter alldem steckt sein fester Glaube, Gebete könnten heilen. Überraschend ist, daß ausgerechnet in den USA, im Land der High-Tech-Medizin schlechthin, auch mehr und mehr Ärzte seine Meinung teilen. Der Grund für sie ist nicht ein Siegeszug der Spiritualität im Land von Coca-Cola und McDonalds, sondern wissenschaftliche Erkenntnisse waren der Anlaß, umzudenken – und die in den neunziger Jahren bereits vollzogene Veränderung der Einstellung ihrer Patienten. In Amerika, wie in allen anderen Industrieländern, ist Gesundheit ein »Big Business«, und gerade in Amerika wird die Nachfrage schon aus rein marktwirtschaftlichen Gründen heraus schneller als anderswo befriedigt. Die Patienten wünschen mehr und mehr eine persönlichere Behandlung von den Ärzten und in den Krankenhäusern und einen ganzheitlichen und spirituelleren Ansatz für Heilung und Gesundheit. So kommen heute, unabhängig vom persönlichen Glauben der Ärzte, Spiritualität und Gebet als kostengünstige Behandlungsmethoden in den USA zur Anwendung.

Daß diese neue-alte »Behandlungsmethode« streng wissenschaftliche Kriterien erfüllt, dafür sorgen die Ergebnisse aus mehr als zweihundert Studien, die die heilende Wirkung von Gebet und Glauben belegen.[25)] Ob es um die Überlebensrate nach Herzoperationen oder den statistisch ermittelten Befund geht, daß gläubige Kirchgänger nur ein halb so großes Risiko haben, an Herz-Kreislauferkrankungen zu sterben wie Nichtgläubige oder Angst und Depression Gegenstand der Untersuchungen waren, immer wieder waren es die Ungläubigen, die nicht auf Gott und Gebet vertrauten, die früher starben und bei Krankheiten mehr Komplikationen hatten. Der Glaube spielt sogar bei der Heilung nach Hüftknochenbrüchen eine Rolle: Patientinnen, die an Gott glaubten und ihre Religion praktizierten, konnten bei Entlassung aus dem Krankenhaus bereits besser und weiter gehen und hatten weniger Probleme mit postoperativen Depressionen als glaubenslose Altersgenossinnen, so das Ergebnis einer Studie.

Die einsetzende Diskussion in der Öffentlichkeit entbehrte hin und wieder nicht einer gewissen Häme. Kritiker erlaubten sich die Bemerkung, daß es gerade aus versicherungstechnischen Gründen für Ärzte ratsam sei, sich gelegentlich vor Operationen zusammen mit ihren Patienten hinzuknien und zu beten, weil diese es sich im Fall von späteren Kunstfehlern dann sicher dreimal überlegen würden, ihren Arzt auf Schadensersatz zu verklagen, wenn sie von vornherein wissen, daß der Arzt mit Gott im Bunde steht. Die weniger zynischen Kritiker bemängelten an den Studien, daß die Unterschiede in den Lebensgewohnheiten zwischen Gläubigen und Nichtgläubigen zu wenig berücksichtigt worden seien. Es ist ja anzunehmen, daß Faktoren wie Alkohol, Nikotin und Drogen, aber auch sexuelle Kontakte mit wechselnden Partnern, die zusammen als krankheitsfördernd gelten, bei gläubigen Kirchgängern weniger häufig auftreten. Wieder wurden Studien gemacht, Statistiken bereinigt, wieder war das wichtigste Ergebnis dasselbe: Wer glaubt und die Religion aktiv lebt, hat weniger Probleme mit der Gesundheit und wird im Falle von Krankheit schneller und mit weniger Komplikationen wieder gesund. Außerdem ist die Selbstmordrate in dieser Gruppe viermal niedriger.

Berühmt wurde die Studie des Herzspezialisten Randolph Byrd, die er 1988 in San Francisco am General

Hospital durchführte. Zur Zeit der Studie hatte er 393 Herzpatienten in seiner Abteilung, die ohne Wissen der Patienten nach dem Zufallsprinzip in zwei Gruppen eingeteilt wurden. Er bat eine besonders aktive religiöse Gruppe, die Wiedergeborenen Christen, für die eine Patientengruppe zu beten. Die andere Gruppe war lediglich eine Kontrollgruppe. Das Ergebnis: Die Patienten, für die gebetet wurde, brauchten nur ein Fünftel an Antibiotika, und dreimal weniger häufig traten bei ihnen Komplikationen auf als bei der Kontrollgruppe. Der Wirkungsmechanismus, wie Beten Patienten hilft, wurde in der Studie nicht diskutiert.

Keines der Ergebnisse, so phantastisch sie auch klingen mögen, wird in Amerika heute von seriösen Wissenschaftlern rundweg abgestritten. Wenn Studien nach wissenschaftlichen Kriterien durchgeführt werden und keine Mängel in ihrem Design nachzuweisen sind, muß keiner der Wissenschaftler mehr befürchten, daß er in die esoterische Ecke gestellt wird, nur deshalb, weil er über den Wirkungsmechanismus des untersuchten Phänomens nichts aussagen kann. Mehr und mehr hat sich die Meinung durchgesetzt, daß Fragen wie »Hat der Gläubige Gott auf seiner Seite?« oder »Bekommen wir Antworten auf Gebete?« nicht Gegenstand der Untersuchungen sind. Und, ganz im Sinne der Wissenschaftlichkeit, positive Antworten können mindestens nicht ausgeschlossen werden.

Also ist doch »etwas Höheres« im Spiel? Jeder, der glaubt, bejaht dies. Für die anderen sind genügend Ansätze in der Medizin vorhanden, die die Wirkung von Gebet und Glauben plausibel erscheinen lassen. Mit Erklärungen, die weder irgendeinen Glauben noch irgendeinen Gläubigen stören. Jeder kann leicht verstehen, daß sich ein Mensch, der aus tiefem Glauben heraus betet, in einem meditativen Zustand befindet. Wie bereits ausführlich beschrieben, haben Meditationen eine direkten Einfluß auf die körpereigene Apotheke. Denn »alles, was mit Meditation und Kontrolle des Bewußtseinszustands zu tun hat«, so David Felten, Chef der Neurobiologie an der Universität Rochester, »verändert die Hormonaktivität und besitzt auch das Potential, das Immunsystem zu beeinflussen«. Es dürfte auch sicher sein, daß Glaube und Gebet für viele Menschen ein spezieller Weg ist, der zu denselben meditativen Zuständen führen kann wie Gehirnwellen-Training, schamanistische Praktiken oder die Zeremonien von Ureinwohnern. Alle diese Praktiken entfalten ihre Wirkung im Gehirn, und, ganz besonders im limbischen System unseres Gehirns, einer Region, die als Zentrale nicht nur für den gesamten Hormonhaushalt, sondern auch für das vegetativ-psychische Regulationssystem fungiert. Diese Zentrale ist die eigentliche körpereigene Apotheke des Menschen.

Auch der Umkehrschluß ist denkbar, daß aus dem Verlust an Religiosität und Spiritualität, ein Trend, der seit Jahrzehnten gerade in Deutschland andauert, auch ein Verlust an Gesundheit resultiert. Und, um Mißverständnisse zu vermeiden, ein Gebet in Form von mechanischem Ablesen oder auswendig Daherplappern eines Textes oder der Besuch eines Gottesdienstes, wo der Verstand sich um Äußerlichkeiten wie die Kleidung der anderen kümmert, versetzt keinesfalls in die hier geschilderten Zustände von Spiritualität und Meditation, genauso wie das auch nichts mit Religion im Sinne eines Gottesbezugs zu tun hat. Die Wahrhaftigkeit im Gebet, der tiefe Glaube bei der Ausübung von Spiritualität, führt in meditative Zustände, wobei es völlig unerheblich ist, wie Gott dabei genannt wird. Was die Wirkung anbelangt, gibt es keine Unterschiede zwischen den Religionen.

4

Die hohe Kunst des Heilens

Der Highway ist hoffnungslos verstopft, fünf Spuren, trotzdem geht nichts mehr. Zur Linken die Hochhäuser Hollywoods mit ihren Glasfassaden, in denen sich wieder andere Hochhäuser farbig verzerrt spiegeln. Wir sind mit Rosalyn Bruyere, der Heilerin, deren Energien im deutschen Biophotonenlabor des Quantenphysikers Popp sichtbar gemacht und gemessen wurden, unterwegs zum Karatetraining.[26)] Hollywood-Prominente wie die Schauspielerin und Popsängerin Cher oder Westernstar James Coburn gehören genauso zu ihren Patienten wie die Aidskranken des Stadtteils mit seiner auch für amerikanische Verhältnisse besonders hohen Zahl HIV-positiver Menschen. Je weiter es in den Süden von Los Angeles geht, desto deutlicher die Spuren der Krawalle der letzten Jahre und der immerwährenden Gangaktivitäten, halbabgerissene Häuser, ausgebrannte Autowracks, verschmierte Wände. Die Filmmetropole Hollywood hat sich abrupt verabschiedet, in L. A. South Central regieren nicht Banken und Oscarsüchtige, sondern rivalisierende Straßengangs. Die berüchtigten »Bloods« und »Cribs« – nach Polizeischätzungen gibt es im Großraum von Los Angeles etwa hunderttausend Gangmitglieder – haben an jeder Straßenecke ihr Territorium mit Graffitis und oft genug mit blutiger Gewalt sorgfältig abgesteckt.

Rosalyn Bruyere, 51 Jahre alt, kennt die Widersprüche und Abgründe ihrer Heimatstadt nur zu gut und verteidigt sie dennoch. US-amerikanische Rapmusik würde sie niemals anhören, »denn das ist eine einzige Aufforderung zu sinnloser Gewalt. Mit den Rassenunruhen ist es eine andere Geschichte. Jeder, der nur sehen will, konnte es selbst sehen, hier in Los Angeles war es so, daß die Menschen zuerst Milchpulver, Windeln, Brot und Konserven aus den Geschäften plünderten, aus materieller Not. Erst später wurden Videorecorder, Fernseher und Autoersatzteile abgeräumt, von Menschen mit völlig anderen Zielen. Die Abläufe konnte man von Anfang bis Ende immer wieder live im Fernsehen verfolgen.«

Viele Meilen weiter, am Stadtrand von L. A., liegt zwischen Einkaufszentrum und kleineren Geschäften der »Dojo« ihres Mannes Ken Weintrub, das Trainingszentrum für Karate, Judo und andere Kampfsportarten. Als sie beim Aussteigen den schwarzen Karateanzug aus dem Wagen nimmt, blicken wir mit einiger Überraschung auf das Nummernschild ihres Autos: »Healing«, so lautet ihr Autokennzeichen, und darunter »The biggest Aura wins«, auf deutsch etwa: »Heilen« und »die größte Aura gewinnt«. In Kalifornien kann jeder sein Autokennzeichen frei bestimmen, den Behörden ist es gleich, ob Zahlen, Buchstaben oder Wörter gewählt werden.

Im Eingangsbereich, noch vor dem eigentlichen Trainingsraum, in dem jetzt am Nachmittag schon viele Männer und einige Frauen fleißig trainieren, steht ihr Mann Ken und nickt gerade beschwichtigend einem aufgeregten Vater zu, der wissen möchte, ob sein fünfjähriger Sohn auch ganz sicher in »Thai-Kick-Boxen« ausgebildet werden könnte. Der eher schmächtige Karatemeister versichert dem Vater, daß dies im Prinzip schon möglich sei, aber man müsse überhaupt mal mit dem Unterricht beginnen. Vor vielen Jahren hatte Ken

Weintrub für sein Leben eine ganz besondere Entscheidung treffen müssen, als er mit seiner Ausbildung zum Rabbiner fertig war. Rabbi oder Karatelehrer – er entschied sich für den schwarzen Gürtel, den er damals schon besaß. Viele Jahre dauerte es noch, mit hartem Training, auch Verletzungen und Knochenbrüchen, bis er ein international geachteter Meister der asiatischen Kampfsportarten wurde. Karate oder Taekwando, Qigong oder Tai Chi, er beherrscht sie alle und hält den schwarzen Gürtel heute für einen Gegenstand, den man »für weniger als zwei Dollar kaufen kann, um den Karateanzug damit zusammenzuhalten«. Seinen Schülern rät er, für den Fall einer sich anbahnenden Auseinandersetzung, bei der Gefahr droht, wegzulaufen, so schnell die Füße tragen, wenn dies möglich ist. Sollte das nicht möglich sein, dann »ist es besser, für einen unausweichlichen Kampf gut trainiert zu sein. Jedem Affen kann man beibringen, wie man tritt und schlägt. Ich lege Wert auf die Philosophie, auf der die Körperbeherrschung beruht. Am meisten interessiert mich aber der Zusammenhang zwischen Bewegungsabläufen, Atmung und Energie. Nur jemand, der ein tiefes Verständnis für die Energien des Körpers hat und sie entsprechend beherrscht, kann ein Meister der Kampfsportarten werden. Wer versucht, nur mit der Kraft seiner Muskeln Ziegelsteine zu durchschlagen, eine der leichtesten Karateübungen, wird nur seine Hände verletzen, wahrscheinlich bleiben die Ziegelsteine dabei auch ganz. Chi, unsere Energie, ist es, mit der man die Übungen mehr geschehen lassen als durchführen muß.«

Kennengelernt hatte ihn Rosalyn Bruyere durch einen Telefonanruf, die Nummer seines Dojos hatte sie aus den Gelben Seiten des Branchentelefonbuchs herausgesucht, als sie sich vor vielen Jahren entschied, Karate zu lernen. Dahinter stand ihre Erkenntnis, daß der kämpferische

Umgang mit Energie und die Entschlossenheit, mit der die Karateübungen ausgeführt werden, ihr helfen würden, beim Heilen mit ihrer Energie wuchernde Zellen, Bakterien oder andere Krankheitserreger zu bekämpfen. Die Liebe ist ihre Grundlage beim Heilen, wenn es um ihre Patienten geht, aber den lebensgefährdenden »Eindringlingen« ihrer Patienten gegenüber wollte sie auch die Fähigkeiten einer »Kriegerin« erlernen. Sie hatte bereits seit Jahrzehnten Bewegungen und Sportarten, auch Karate, durch die »energetische Brille« betrachtet und analysiert. Längst wußte sie, daß die wirklichen Kampfsportmeister nicht allein durch ihre Muskelkraft ihre Kunststücke vollbringen, sondern vor allem durch die Bündelung ihrer Energien auf einen Punkt. Wie sonst könnte man diese Karatedemonstration der besonderen Art verstehen: Zehn Ziegelsteine sind aufeinandergestapelt, der unterste liegt nicht am Boden, sondern auf zwei quergestellten Ziegelsteinen, so daß ein Hohlraum zwischen Stapelmitte und Boden ist. Ein Meister ist in der Lage, mit dem Schlag auf den obersten Ziegelstein nur einen Stein, der weiter unten liegt und im voraus bestimmt wurde, zu zerbrechen. Ähnliche Situationen ergeben sich auch beim Heilen, wenn Rosalyns Hand zum Beispiel leicht auf dem Brustkasten eines Patienten ruht und sie ihre Energien auf den Tumor im Körper des Patienten konzentriert. Bei Behandlungen sagen ihre Patienten immer wieder, daß sie genau spüren können, wo im Innern des Körpers sie mit ihrer Energie arbeitet.

Alle Heiler, die wir kennenlernten, füllten bei der Behandlung den Körper des Patienten mit Energie auf, und viele hatten damit gute Erfolge. Rosalyn Bruyere aber geht weiter, sie beherrscht die hohe Kunst des Heilens, indem sie ihre Energie bündelt, damit in den Körper des Patienten hineingeht, um an einem bestimmten Organ oder an einem Tumor oder Knochen, je nach Bedarf, zu arbeiten. Eine ihrer Spezialitäten ist es, die Augenkrankheit Grauer Star zu heilen. Zur Behandlung geht sie mit zwei Fingern an die Augenwinkel des erkrankten Auges und läßt mit ihrer Energie die Linse wieder klar werden.

Genauso faszinierend, auch weil das Ergebnis sofort für jeden sichtbar wird, ist es, wie sie ein Schlüsselbein behandelt, das nicht an der richtigen Stelle am Brustbein aufliegt. Die Verbindungsstelle, eine Art flaches Gelenk, kann durch einen Sturz oder einen Schlag oder bei Neugeborenen durch einen zu engen Geburtskanal leicht verschoben sein, was die Beweglichkeit behindert und Schmerzen verursachen kann. In solchen Fällen »heizt« sie mit ihrer Energie zunächst dieses flache Gelenk auf. Dann geht sie mit der Energie von Daumen und Zeigefinger an die Gelenkstelle unterhalb des Schlüsselbeins, unter dem sich, wie sie sagt, »die Energie aus den beiden Fingern ringförmig schließt«. Danach zieht sie mit einer schnellen Bewegung die Hand weg vom Körper, um »das Schlüsselbein mit dem Energiering etwas aufzuheben«. Hunderte Male hat sie diesen »Eingriff« durchgeführt, und jedes Mal sind die Anwesenden völlig verblüfft, wenn sie sehen, wie das Schlüsselbein in den darauffolgenden dreißig, vierzig Sekunden langsam wandert und schließlich die richtige Position am Brustbein einnimmt.

Rosalyn Bruyere ist berühmt und anerkannt. Vor einigen Jahren wurde sie vom NIH, National Institutes of Health, dem amerikanischen Bundesgesundheitsamt, als Mitglied in eine Kommission berufen, die die alternativmedizinischen Methoden untersucht – in Amerika und zunehmend auch bei uns richtigerweise als Komplementärmedizin definiert. Ziel der Untersuchungen ist eine mögliche Zulassung der Methode. In der Kommission ist sie für »Heilen durch Energie« zuständig. An der UCLA, der California-Universität in Los Angeles, hielt sie viele Jahre lang die Eröffnungsvorlesung für die neuen

Medizinstudenten – auf Bitten des Dekans der medizinischen Fakultät. Unter ihren Patienten sind auffallend viele Ärzte, die sie als Kollegin konsultieren und achten. Wir waren nicht wenig überrascht, als der amtierende Erzbischof von Los Angeles sie kurz nach einem Karatetraining telefonisch erreichte und sie bat, möglichst rasch ins Krankenhaus zu kommen, wo seine Schwester mit starken Schmerzen eingeliefert worden war. In Kliniken zu gehen, um Seite an Seite mit den Ärzten Patienten zu behandeln, ist für sie Normalität. Der Erzbischof wartete in der Eingangshalle auf sie. Zusammen gingen wir ins Zimmer der Patientin, wo Rosalyn sofort mit der Behandlung begann. Während sie mit ihren Händen in einem Abstand von etwa fünf Zentimetern um den Körper das Energiefeld der Kranken »abtastete«, um ein energetisches Bild von ihrer Krankheit zu bekommen, stand der Erzbischof neben dem Bett und betete. Nachdem er aus Altersgründen als Erzbischof zurücktrat, wurde er ihr Schüler.

Es war das »unmögliche Benehmen« ihrer beiden Söhne gewesen, das Rosalyn Bruyere ursprünglich auf den Weg zur Heilerin brachte. In ihrer Familie hatte es schon mehrfach Aurasichtige und Heilkundige gegeben. Von ihrer Urgroßmutter, die als Heilerin für Pflanzen in der ganzen Gegend bekannt war, lernte sie als Kind anhand des Aurafeldes, das als farbiges Energiefeld um alle Lebewesen herum geschildert wird, zu sehen, ob eine Pflanze gesund oder krank ist, welche Phase des Wachstums ein Baum gerade durchläuft oder welche Pflanzen gut durch den Winter kommen würden. Sie konnte von der Aura her auch ablesen, was den Pflanzen fehlte, ob mehr oder weniger Licht oder Düngemittel notwendig waren. Nachbarn und Freunde brachten ihre kranken Pflanzen vorbei, so lernte Rosalyn spielerisch von ihrer Urgroßmutter, die Pflanzen auch dadurch gesundzumachen, daß sie ihre Hände um sie hielt. Sie war fünf Jahre alt, als ihre Urgroßmutter ihr zeigte, aufgrund der Farbenringe um die Pflanzen herum zu entscheiden, wann Blumen gepflückt werden durften und in welcher Jahreszeit welche Heilkräuter zu sammeln waren.

Als ihre Urgroßmutter starb, geriet ihr Wissen um Aura und Heilen mit der Zeit in Vergessenheit. Erst mitten im Elektrotechnikstudium, als sie selbst Kinder hatte, wurde sie mit den »farbigen Energiewolken« um alle Lebewesen herum wieder konfrontiert, beide Söhne waren aurasichtig: »Als meine Söhne anfingen zu sprechen, redeten sie immer wieder über die ›komischen farbigen Nebel‹ um die Köpfe von allen möglichen Leuten herum. Und sie stellten viele Fragen dazu, die ich nicht beantworten konnte. Dadurch fing ich selbst wieder an, mich mit Aura und Chakren, die wie farbige Räder aus Licht aussehen, zu beschäftigen. Interessanterweise kam gleichzeitig damit meine eigene Aurasichtigkeit zurück. Wir sprachen darüber zu Hause, aber als meine Söhne größer wurden, kam es zu richtigen Peinlichkeiten, besonders bei Einladungen. Da saßen die beiden in der Ecke, zeigten mit den Händen auf die Gäste und lachten sich krumm über die Farbwolken. Es kam zu unmöglichen Szenen. Einmal, die beiden waren fünf, sechs Jahre alt, sagte der Ältere: »Guck mal, was da abgeht, ein rosa Wölkchen von unserem Onkel zur Tante. Was will er von ihr?« Es war eine Familieneinladung, nichts Peinlicheres hätte passieren können, als das anzusprechen, was eins der bestgehütetsten Familiengeheimnisse war, daß ein Onkel der Kinder sich in eine Tante, eine angeheiratete Verwandte, verliebt hatte.«

Vorfälle dieser Art häuften sich. Als dann Freunde von den Söhnen an Hand des Aurafeldes als »Lügner« entlarvt wurden, indem sie feststellten, daß die »typischen roten Lügenhörner aus ihren Köpfen herauskamen«, ging sie in die Universitätsbibliothek, um sich systematisch mit Literatur zum Thema zu beschäftigen. Sie war nicht wenig erstaunt festzustellen, daß es »Hunderte von Büchern darüber gab, wobei in den meisten alles wie Kraut und Rüben durcheinandergeschmissen wurde. Auch sprachlich war es mehr als verwirrend, jeder kreierte seine eigene Terminologie, so wußte ich oft gar nicht, ob in zwei Büchern eventuell dasselbe, nur eben mit völlig verschiedenen Begriffen, beschrieben wurde. Ich mußte erst mal viel Mühe darauf verwenden, Wichtiges von Unwichtigem zu trennen, um durch einen Wust, auch von Spinnerei, wenigstens etwas über Aura, Chakren, Energie und Heilen zu erfahren.« Ohne es zu ahnen oder es zu wollen, hatte sie damit die ersten Schritte gemacht auf dem langen Weg zu der weltberühmten Auraleserin und Heilerin, die sie heute ist.

Ihre erste Patientin war eine Nachbarin, eine gute Freundin, mit der sie beim Nachmittagskaffee die alltäglichen Probleme von Kindererziehung bis zu Kochrezepten besprach. Rosalyn Bruyere: »Ich war damals eine ganz normale amerikanische Hausfrau. Natürlich sprach ich mit meiner Freundin über meine Unzufriedenheit über die Bücher in der Bibliothek und darüber, ob es nicht vielleicht am vernünftigsten wäre, einen Heilerkurs zu suchen, es gab ja solche Angebote in Zeitungen. Die Geschichten von meiner Urgroßmutter, wie sie mir beigebracht hatte, Pflanzen mit den Händen zu heilen, kannte sie auch. Eines Tages sagte sie zu mir, ob ich ihre Hände nicht genauso behandeln könnte wie als Kind die Pflanzen. Sie litt seit Jahren unter Ekzemen, vor allem auf den Handrücken, und schämte sich für ihre Hautkrankheit. Also nahm ich ihre Hände und versuchte mich daran zu erinnern, was ich von meiner Urgroßmutter gelernt hatte. Als meine Nachbarin am nächsten Tag wieder zu mir kam, blieb sie in der Küchentür stehen, ihre Hände hielt sie hinter dem Rücken verschränkt, wie sie es immer machte, weil sie so gut wie möglich ihre Ekzeme verbergen wollte. Sie fragte mich, ob ich mich schon entschlossen hätte, zu einem Heilerkurs zu gehen, und auf meine Antwort, daß ich noch immer nicht wüßte, was ich dort suchen sollte, sagte sie zu mir: ›Am besten gehst du direkt hin.‹ Und sie zeigte mir ihre Hände, die Ekzeme waren verschwunden!«

Sie fing an, Kurse über Heilen zu besuchen und ging weiter in die Universitätsbibliothek, um ihr Wissen zu vervollständigen. Ihre »zufälligen Heilungserfolge« bei den Kursen sprachen sich herum, Kranke kamen zu den unmöglichsten Tageszeiten zu ihr nach Hause und empfahlen sie nach den Behandlungen, die »zwischen Küchentisch mit Erdnußbutterbroten für die Söhne und Bügelbrett« stattfanden, weiter. Es waren keine leichten Jahre für sie, ihre Söhne waren noch klein, und sie fing an, auch Hausbesuche bei Patienten zu machen, die über ganz Los Angeles verstreut lebten.

Ihre »Praxis« zwischen Bügelbrett und Küchentisch begann zu expandieren, es ging so schnell, daß sie gar nicht verstehen konnte, warum auf einmal das Telefon ständig klingelte. Rosalyn Bruyere erinnert sich noch heute lachend an diese Anfangszeiten: Einer ihrer Patienten, ein älterer Mann, der im Rollstuhl vorfuhr, war ein besonders »schwieriger Kranker«, mit einer autoritären Persönlichkeit. Zu allem und jedem machte er seine Bemerkungen und wußte immer alles besser. Seine Wirbelsäulenerkrankung war mit starken Schmerzen verbunden. Bechterew, so der medizinische Ausdruck, ist eine fortschreitende und äußerst schmerzhafte Krankheit, die mit einer Entzündung der Wirbelsäule beginnt und in der Regel zu ihrer vollständigen Versteifung führt. Auch im Fall des älteren Mannes konnten die Ärzte nur wenig helfen, die Krankheit hatte ihren Lauf genommen. Nun aber, mit den wöchentlichen Heilbehandlungen, konnte er sich wieder besser bewegen, die Schmerzen aber und seine Schimpferei blieben. Eines Tages kam er zum vereinbarten Termin – ohne Rollstuhl, auf Krücken gestützt. Noch später brauchte er nur noch einen Stock als Hilfe zum Gehen. Immer noch wußte er vieles besser als die junge Heilerin, aber er war zusehends umgänglicher geworden, seine Schmerzen waren zurückgegangen. Bis er eines Tages, auf den Stock gestützt, zur Tür hereinkam, seinen Stock demonstrativ vor ihre Füße warf, mit unsicheren Schritten zu ihr hinging und sagte, dies habe er ihr zu verdanken.

Im anschließenden Gespräch erfuhr Rosalyn das Geheimnis ihrer expandierenden Praxis von ihm: »Ich wunderte mich, warum meine Praxis völlig überlaufen war. Des Rätsels Lösung war dieser Patient: Wenn er bei Spezialisten seine regelmäßigen Termine für ärztliche Untersuchungen wahrnahm, hatte er in den Wartezimmern das Wunder seiner fortschreitenden Genesung durch eine Heilerin ständig den anderen Kranken verkündet, jedem, der es hören wollte oder auch nicht ...«

Wenig später bekam sie den Anruf einer Frau, die sich als Heilerin vorstellte und sagte, sie habe gehört, Rosalyn Bruyere sei eine besonders begabte Auraleserin. Sie fragte, ob sie einen ihrer Klienten mitbringen könnte, damit Rosalyn seine Aura läse, während sie mit ihm arbeitete. Ein folgenschwerer Besuch mit Überraschungen. Statt die Hand aufzulegen, um Energie zu übertragen, arbeitete die Heilerin sehr intensiv mit Tanz und Gesang. Nachdem diese eigenartige »Behandlung« beendet war, schilderte Rosalyn Bruyere, was sie in der Aura des Kranken beobachtet hatte. Diese Informationen überbrachte die Heilerin zu Dr. Valerie Hunt, die an der California University eine auf viele Jahre angelegte »Aura-Studie« durchführte und als Konsequenz

Rosalyn Bruyere zur Zusammenarbeit einlud.[27] Eines der Ergebnisse der Studie, in der sich die Wissenschaftler um Dr. Hunt in allen Einzelheiten mit dem Energiefeld des Menschen beschäftigten, Auraveränderungen systematisch in Beziehung zu Krankheiten und Seelenzuständen setzten, unter kontrollierten Bedingungen mit Patienten und mehreren Auralesern und Heilern, war, daß Heilen durch Handauflegen von vielen Wissenschaftlern und in der amerikanischen Öffentlichkeit nicht mehr als »psychischer«, sondern als »energetischer« Prozeß verstanden wurde. Außerdem wurde gezeigt, so die Zusammenfassung von Dr. Hunt, daß »spirituelle Energie echte Energie ist, daß sie in Form von Frequenzen im Körper feststellbar und auch meßbar ist«.[28] Die »Aura-Studie« war ein wissenschaftlicher Durchbruch für Heilen durch Energie in den USA und für Rosalyn Bruyere ein erster Höhepunkt ihrer Karriere: »Aufgrund des Aufsehens, das diese Untersuchung erregte, erwarb ich mir eine recht hohe Reputation in der Wissenschaft, die eigentlich meiner relativ kurzen Praxis nicht entsprach. In der Folgezeit eröffneten sich mir viele Möglichkeiten, die ich andernfalls nie gehabt hätte.«

Zur selben Zeit kam sie mit der Welt der nordamerikanischen Indianer in intensiven Kontakt. Die Augenkrankheit »Grauer Star« ist aus bislang unbekannten Gründen bei Indianern relativ häufig, Rosalyn Bruyeres Spezialität, diese Krankheit erfolgreich zu behandeln, sprach sich bei den Ureinwohnern Amerikas schnell herum. Als ein Chief eines Tages von ihr geheilt wurde, lud er sie zu seinem Stamm ein. Die Ältesten des Stammes sahen auf der einen Seite, wie weit sie mit ihrer Aurasichtigkeit und Heilkunst war, auf der anderen Seite gaben sie ihr literweise einen bitteren Tee zu trinken, damit sie von den »Folgen des Stadtlebens« gereinigt würde. Sie beschlossen, sie nach indianischer Weise zu unterrichten, damit sie die »richtigen Lehren« erhielte, um zu verhindern, daß sie sich in die »falsche Richtung« entwickelte.

So war Rosalyn Bruyere bei den Wurzeln des Heilens auf ihrem Kontinent Amerika angekommen. Es folgten lange Aufenthalte bei mehreren Stämmen und indianischen Nationen. Sie bekam ihren Medizinnamen »Sun Bear«, Sonnenbär, nahm an unzähligen Zeremonien teil, um nach und nach alles zu lernen, was eine Medizinfrau bei den Indianern ausmacht, von Kräuterkunde bis zu den »Rädern des Lichts«, wie auch die Indianer die Chakren nennen. Von einem ihrer Lehrer, dem Zero Chief White Wolf, Weißer Wolf, wurde sie nicht nur geheilt, als sie selbst an Polyarthritis erkrankte, sondern auch in die grundlegende Philosophie der Indianer, die Lehren des Medizinrads, eingeführt. Heute ist sie als Medizinfrau von mehreren indianischen Völkern, wie zum Beispiel den Hopi und Navajos, anerkannt und unterrichtet Indianerstämme, die den Kontakt zu der eigenen Kultur verloren haben, in ihren Traditionen und vor allem über die Bedeutung des Medizinrads.

Ihre Ausbildung nach indianischer Tradition war ein besonders glücklicher Umstand für sie. Die Indianer haben ein tiefes, unverfälschtes Wissen über das Energiesystem des Menschen, das sie im Verlauf von Zehntausenden von Jahren entwickelt und bewahrt haben. Sie waren einst über fünfhundert Nationen, die weder eine gemeinsame Sprache noch eine gemeinsame »Staatsreligion« hatten. So war es von vornherein ausgeschlossen, sich den Eroberern im ganzen zu unterwerfen. Sie wurden zu Millionen umgebracht – und werden bis heute verfolgt, gefoltert und gemordet. Aber keinem der Eroberer, in der Hauptsache den Portugiesen und Spaniern und den Weißen in Amerika, ist es je gelungen, denen ihren kulturellen Stempel aufzudrücken, die unter den Indianern die

Bewahrer des alten Wissens sind. Die Dogmen der großen Religionen erreichten sie nie wirklich, so ist ihre Kenntnis über Heilen und das Energiesystem des Menschen und wie man es durch Übungen, Rituale und Zeremonien beeinflußt, heute immer noch lebendig. Gerade in den USA erlebt es in den neunziger Jahren einen neuen Aufschwung.

Es ist ein weitverbreiteter Irrtum anzunehmen, Indianer würden nur »irgendwie magisch«, mit Federn, Trommeln, Tänzen und Gesängen, heilen. Natürlich gibt es bei ihnen tagelange Heilungszeremonien dieser Art für Menschen mit Krankheiten, die westliche Ärzte vielleicht als psychosomatisch oder chronisch bezeichnen würden. Aber wie bei allen Naturvölkern mußten sich ihre Medizinleute viel häufiger um die täglich anfallenden Verletzungen und Folgen von Unfällen kümmern, Knochenbrüche richten, Blutungen stillen, schnelle Wundversorgung durchführen und im Fall ihrer Entzündungen Vereiterungen bekämpfen. Neben Kräuterkunde und dem Wissen um die Heilerden setzen sie vor allem energetische Methoden und Praktiken zum Heilen ein. So stand für Rosalyn Bruyere die körperliche Seite der Energiearbeit von Anfang an im Mittelpunkt ihrer Ausbildung.

Seit über zwanzig Jahren beschäftigt sich die heute 51jährige Heilerin auch mit den Heiltraditionen anderer Kulturen. Sie lernte von afrikanischen Schamanen genauso wie von Medizinleuten der Eskimos. Eine besondere Beziehung hat sie zur vorbuddhistischen Tradition Tibets. Tibetanische Mönche der Bon-Religion – nur drei von ihnen konnten vor der chinesischen Besatzungsmacht aus ihrem Kloster in Tibet flüchten – tauschten ihr Wissen mit ihr in ihrem neuen Kloster im indischen Exil aus. Sie hilft den Mönchen seit 15 Jahren durch Spenden, ihre Tradition fortzusetzen, und sichert damit auch Überleben und Ausbildung von Hunderten von Waisenkindern, die die Mönche seit alters her im Kloster aufnehmen. Ihr ursprüngliches Kloster in Tibet lag in unmittelbarer Nähe der legendären Seidenstraße, die China mit dem vorderen Orient und später mit Europa verband. Kinder, die bei den häufigen Überfällen auf Karawanen elternlos geworden waren, nahmen diese Mönche in ihre Obhut. Das Kloster behielt diese Tradition, Waisenkinder aufzunehmen und sie zu unterrichten, bis heute bei.

Unter allen alten Heilertraditionen ist Rosalyn Bruyere am meisten von den Mysterienschulen der vergangenen Hochkulturen Ägyptens mit ihren hochentwickelten Kenntnissen über Heilen und Medizin fasziniert. So gut es ging, lernte sie sogar die ägyptische Hieroglyphenschrift zu verstehen, um unverfälschtes Wissen »aus erster Hand« zu erhalten: »Aus meiner Sicht ist die altägyptische Heiltradition vielleicht die bedeutendste überhaupt. Etwa 25 Prozent meines heutigen Wissens kommt von den Indianern, etwa 25 Prozent geht vor allem auf Afrika und Tibet zurück, aber 50 Prozent sind ägyptisch geprägt. Vor bereits 4000 bis 5000 Jahren war ihre Energiemedizin auf einem derartig hohen Niveau, daß Spezialisten in der Lage waren, nur mit Energien im Körper Knochen zu verschieben. Ihre Erkenntnisse über Energie waren aber nicht nur der Medizin vorbehalten, sondern prägten die ganze Gesellschaft. Es gab Zeiten, in denen bis zu zwei Drittel der Erwachsenen Priesterinnen und Priester waren, die meisten von ihnen nur zeitweilig. Sie verbrachten dann jeden dritten Monat in den Tempeln, wo sie zölibatär lebten und unterrichtet wurden. In den anderen Monaten des Jahres lebten sie in ihren Familien und gingen den verschiedensten Berufen nach. So wurde das Wissen über Energie, Religion und Rituale im gesamten Volk verankert. In diesen Zeiten wurde in den Mysterienschulen der ägyptischen Tempel praktisch ein ganzes Volk ausgebildet.«

Die Ausbildung von Heilern ist auch die Aufgabe, die für Rosalyn Bruyere heute im Mittelpunkt ihrer Arbeit steht. Als sie den Andrang immer neuer Patienten nicht mehr bewältigen konnte und es auch nicht mehr reichte, andere Personen für die Heiltätigkeit hinzuzuziehen, hatte sie einsehen müssen, daß die Ausbildung neuer Heiler wichtiger war als die Behandlung vieler Patienten pro Tag. Bis heute hat sie über 7000 Personen weltweit unterrichtet, vor allem in Amerika, Europa – auch in Deutschland –, Indien, Südafrika, Kanada und Israel, nach ihren Angaben sind 300 von ihnen »gute, professionelle Heiler« geworden.

Lehrstoff und Unterricht in ihren Seminaren sind nicht mit der Vermittlung von Wissen zu vergleichen, wie wir sie an Schulen und Universitäten gewöhnt sind. Die meisten ihrer Schüler kommen aus den verschiedenen Heilberufen, viele Ärzte und Krankenschwestern sind darunter, Heilpraktikerinnen, Psychologen, auch solche, die Spitzensportler betreuen, aber auch viele Hausfrauen und Menschen aus verschiedensten Berufen und Schichten der Gesellschaft. Für die meisten von ihnen ist es ein schmerzlicher Prozeß, ihre Meinung, sie verstünden selbst schon viel vom Energiesystem des Menschen, revidieren zu müssen. Wer sich lange Zeit Illusionen gemacht hat über »feinstoffliche Energien«, Übersinnliches und »Geistheilung«, ist völlig verblüfft, wenn Rosalyn seine Hand nimmt und Energie gibt. Das fühlt sich an wie ein warmer Strom, der langsam durch die Hand, durch den Arm in den ganzen Körper hineinfließt. Und wenn sie die Energie, die sie gibt, verändert, ist auch die Empfindung auf seiten des Empfängers völlig anders, aber immer deutlich körperlich spürbar, als feines Vibrieren. »Nur dann, wenn man sie deutlich spürt, fließt auch wirklich Energie«, ist ihre Devise. Wie man aber lernt, mit Energie so umgehen zu können, und als Voraussetzung selbst ein genügend hohes Energieniveau zu haben, ist ein Lehrstoff, der sich in vielerlei Hinsicht nicht in ein klar strukturiertes und zeitlich begrenztes Studium hineinpassen läßt.

Jede Person, die sich auf den Weg macht zu lernen, ist verschieden von den anderen, was die Psyche und die körperlichen Voraussetzungen anbelangt, besitzt andere Lebenserfahrungen und ist in einem anderen Stadium persönlicher Entwicklung. All dies spielt beim Lernen eine Rolle. Rosalyn Bruyere: »Wer Heiler werden will, muß bereit sein, sich zu verändern, und dies ist ein schwieriger und langer Prozeß. Mitgefühl und Liebe für die Person zu empfinden, der man Energie gibt, ist eine absolute Voraussetzung. Diese Gefühle können aber in der erforderlichen Reinheit gar nicht vorhanden sein, solange jemand Vorurteile hat, alles sofort wertet und solange sein Ego noch mit hineinspielt. Heilen bedeutet mit dem Körper zu arbeiten, den Körper des Patienten anzunehmen und zu lieben, diese Liebe hat selbstverständlich mit Sexualität nichts zu tun. Eine der Voraussetzungen für einen guten Heiler ist es somit auch, mit seiner eigenen Sexualität im reinen zu sein. Wie lange es dauert, bis jemand all dies in genügendem Maße erreicht, hängt von der Person ab und kann nicht im voraus gesagt werden. Viele hören den Ruf, Heilerinnen oder Heiler zu werden, aber nur wenige sind auserwählt. Jeder hat es selbst in der Hand, aber bei weitem nicht jeder ist bereit dazu, den langen und streckenweise sicher schwierigen Weg zu gehen. Nach meinen Erfahrungen dauert die Ausbildung zwischen sieben und vierzehn Jahren, um ein guter professioneller Heiler zu werden.«

Rosalyn Bruyere hat auch Theologie studiert und wurde als Pastorin der »Reformed Dutch Church« ordiniert. Predigt, Gottesdienst und Taufe gehören zu ihrem Leben, und die »göttliche Seite« des Heilens ist für sie keine Frage. Dennoch betont sie genauso die körperliche Seite der heilenden Energie. Für unerläßlich hält sie etwa eineinhalb Stunden körperlicher Übungen pro Tag, am besten morgens, und mindestens fünfmal in der Woche – für sich selbst genauso wie für ihre Studenten. Diese Übungen umfassen ganz langsame, für einen Zuschauer kaum wahrnehmbare Bewegungen genauso wie Tai Chi und Qigong, dazu gezieltes Training von Atemtechniken und Kampfsportarten. Ganz besonders wichtig sind ihr wellenförmige, schlangenartige Bewegungen der Hände, Füße, des ganzen Körpers, wo praktisch keine Bewegung wiederholt wird, jede ist anders. Auch Gewichtheben gehört zu ihrem Repertoire: »All diese Übungen sind Werkzeuge, jeder muß lernen zu spüren, welche Art der Bewegung der eigene Körper gerade braucht. Jogging und Aerobic sind gut für die Kondition, aber es werden mechanisch immer wieder dieselben Bewegungen gemacht, immer wieder dieselben Muskeln trainiert, durch dieselben Nervenbahnen laufen immer wieder gleiche Impulse. Das Nervensystem lernt nichts dazu, und viele feine Muskeln im Körper bleiben untrainiert, und damit werden zwei der Hauptziele energetischer Übungen verfehlt.«

Viele ihrer Schüler, die die zweifellos vorhandenen Mysterien des Heilens erlernen wollen, scheitern bereits an den täglichen körperlichen Übungen und wollen nicht zur Kenntnis nehmen, daß auch Spiritualität vom Körper und dem energetischen Zustand des Körpers nicht zu trennen ist. Ein anderes Hauptproblem ist – vor allem für intellektuell arbeitende Menschen – die Art der Vermittlung des Wissens in ihren Seminaren. Ein klassisches Beispiel dafür lieferte ein Ingenieur, der bei

Rosalyn Bruyeres Erklärungen, wie sie Grauen Star behandelt, zunehmend nervöser auf seinem Stuhl herumrutschte, bis die Frage an sie förmlich aus ihm herausplatzte: »Könnte ich bitte jetzt die präzise Information bekommen, wie das gemacht wird?« »Ja, ich nehme meinen Daumen und Zeigefinger, plaziere sie an den Augenwinkeln und lasse die Energie durch die Linse hin- und herlaufen. Das war die präzise Information, sie hilft aber mitnichten weiter.« Die klare Strukturierung des Aufbaus eines Ingenieurstudiums ist auf das Erlernen der Kunst des Heilens nicht übertragbar. Die vielschichtige Vernetzung der Materie mit den parallel verlaufenden Veränderungen des Lernenden erfordert Wiederholungen, weil je nach persönlicher Entwicklung immer wieder neue Seiten desselben zu entdecken sind. Es gibt kein Stein auf Stein und keine Gerade von A bis Z auf einem Gebiet, wo Intuition und Fühlen mitentwickelt und mit dem Wissen verflochten werden müssen.

Rosalyn Bruyere wird nicht müde, zwei wichtige Voraussetzungen für das Lernen zu betonen, die sie auch in Bildern formuliert: »Sei leer wie ein Kelch, um das neue Wissen aufnehmen zu können. Werte nicht gleich, sondern warte, bis du das neu Erlernte in die sich entwikkelnden Zusammenhänge einordnen kannst.« Und: »Achte nicht so sehr darauf, was ich mache, sondern mehr darauf, wie ich es mache.« Als Erklärung dafür erzählte sie die Geschichte von einer Schauspielerin, die bei Dreharbeiten für einen Film passierte, bei dem Rosalyn als Beraterin hinzugezogen war: »Die Schauspielerin sollte im Film eine Heilerin spielen, die die Aura sieht und damit arbeitet. Ich schlug ihr vor, mir beim Heilen einige Male zuzuschauen. Als der letzte Patient gegangen war, sprang sie auf und sagte aufgeregt, daß sie am Ende seiner Behandlung plötzlich die Aura hatte sehen können. Am Anfang hatte sie als gelernte Schauspielerin mein Gesicht und meine Körperhaltung während des Heilens genau studiert und gleich nachgemacht. Aurasehen hat sehr viel mit den feinen Gesichtsmuskeln zu tun, mit denen die Augen etwas weiter geöffnet werden als sonst, und gleichzeitig verändert sich auch die Fokussierung, es ist eine Art weitwinkliges Sehen notwendig. Man nimmt gleichzeitig wahr, was rechts und links und was geradeaus ist, ohne dabei die Augen zu verdrehen oder die Fokussierung zu verändern. All das hatte sie nicht nur exakt nachgemacht, sondern auch mit mir zusammen gleich geatmet. Perfekte Voraussetzungen, die Aura zu sehen.«

Seminare und Ausbildung ihrer Studenten führt sie heute zusammen mit ihrem Mann Ken Weintrub durch, 36 Wochen im Jahr waren die beiden dazu 1996 weltweit unterwegs. Ihr Unterricht ist immer abwechslungsreich, eine Mischung aus Informationen über das alte Wissen der Naturvölker, geschichtlichen Entwicklungen des Heilens, medizinischen Kenntnissen von Anatomie bis zu Krankheitserregern und dem Energiesystem des Menschen. Gleichzeitig warnt sie davor, alles »tierisch ernst« zu nehmen, und lockert ihre Vorträge immer wieder mit persönlichen, humorvoll erzählten Geschichten auf. Heilen begreift sie auch als Handwerk, dazu gehören die verschiedensten Techniken, wie eine bestimmte Krankheit oder ein Organ zu behandeln sind. Dabei tritt sie nie als Guru auf, sie legt besonderen Wert auf den kritischen und gesunden Menschenverstand. Ihre tiefe Spiritualität berührt jeden, der ihr zuhört.

Die Körper- und Energieübungen, die ein wesentlicher Teil der Seminare sind, werden hauptsächlich von Ken Weintrub unterrichtet, ob Qigong oder Karate, es ist ein ästhetisches Erlebnis, ihm dabei zuzuschauen. Seine Schüler, für die der Tag morgens mit einer Stunde Karatetraining beginnt, staunen immer wieder, wenn er eine seiner Meisterleistungen zeigt, zum Beispiel die gleiche Abfolge von bestimmten Bewegungen – in der Karatesprache heißen sie »Kata« – durchführt: einmal auf Muskelkraft, dann wieder auf Schnelligkeit oder auf die Perfektion der Bewegungen oder nur auf die Energie ausgerichtet. Oder auch, die Bewegungen kaum andeutend, fast nur in Gedanken, die Übung »durchgeht«. Die Energien stehen bei sämtlichen Körperübungen immer im Mittelpunkt, auch dann, wenn die Interpretation völlig unterschiedlich ausfällt, je nachdem ob der Karatemeister oder die Heilerin dieselbe Bewegung beschreibt. Was für ihn das Zerkratzen eines Gesichtes mit zur Tigerkralle geformten Fingern und anschließenden Schlägen gleichzeitig in zwei verschiedene Richtungen bedeutet, ist für sie, mit beiden Händen und mit der Energie des Herzens die Aura nach beiden Seiten auszudehnen.

Rosalyn Bruyere hat das Wissen über Heilen der Kulturen verschiedener Erdteile nicht nur zusammengetragen, sondern auch immer die Zusammenarbeit mit Wissenschaftlern und Ärzten gesucht, an Universitäten genauso wie an der Menninger-Klinik oder im Biophotonenlabor in Deutschland. Um eine Brücke zu schlagen zwischen altem Wissen und moderner Medizin, zwischen Heilkunst und der wissenschaftlich-technologisch ausgerichteten Gesellschaft.

5

Wer heilt, hat recht? – Heilen in Deutschland und in der Europäischen Union

Heilen in Deutschland

Wenn ein Kranker einen Heiler in Deutschland anruft, einen Termin verabredet, hingeht und sich auf den bereitstehenden Massagetisch legt, spätestens in dem Moment steht der Heiler bereits mit einem Bein vor Gericht. Die Bitte des Kranken, ihm seine »heilenden Hände« aufzulegen, ist nach deutschem Recht eine Art Anstiftung zu einer kriminellen Handlung, auf die Geldstrafe oder im Wiederholungsfall Haft steht. »Heilen durch Energie« oder »Heilen durch Handauflegen« oder »geistiges Heilen«, welcher Begriff hier auch immer gewählt wird, ist zwar zwischen Flensburg und Garmisch-Partenkirchen als Methode per se nicht verboten, aber heilen darf in Deutschland grundsätzlich nur ein Arzt oder Heilpraktiker.

Das regelt der § 1 Absatz 2 des deutschen Heilpraktikergesetzes: »Ausübung der Heilkunde ist jede berufs- oder gewerbsmäßig vorgenommene Tätigkeit zur Feststellung, Heilung oder Linderung von Krankheiten, Leiden oder Körperschäden ...«, diese Art der Heilkunde ist jedem per Gesetz untersagt, der keine Erlaubnis dafür hat. Eine Erlaubnis hat nur, wer Medizin studiert hat und Arzt ist oder ein Heilpraktiker mit abgelegter Heilpraktikerprüfung. Das Heilpraktikergesetz, im Jahre 1939 (!) zum Schutz der Volksgesundheit verabschiedet, regelt also für den »mündigen Bürger« einerseits, wer ihn zum Zweck verbesserter Volksgesundheit behandeln darf. Andererseits treibt es alle die, die wir hier unter dem Begriff »seriöse Heiler« zusammenfassen wollen, in den Untergrund, zusammen mit dem bunten Volk von Kräuterkundigen, Gesundbetern, Erdstrahlenexperten, Warzenbesprechern, Reiki-Professionals, Exorzisten, Pendlern, Heilmagnetiseuren, Chi-Sachkundigen, Zauberern, Hypnotiseuren, unter denen sich jede beliebige Art von Scharlatanen genauso tummelt, wie man auf ernstzunehmende Kundige mit besonderen Fähigkeiten treffen kann.

Eines der krassesten und schockierendsten Beispiele für die Rubrik »absurd und gefährlich« ist der sogenannte Sirius-Fall aus dem Jahr 1983, der Fall eines »Außerirdischen«, der vom Bundesgerichtshof wegen Mordversuchs in mittelbarer Täterschaft und Verstoß gegen das Heilpraktikergesetz entschieden wurde: »Der Angeklagte – angeblich ein auf die Erde gekommener Bewohner des Sirius – ließ sich von einer Patientin 30 000 DM dafür zahlen, daß ein Mönch auf sein Bitten für die Patientin meditiere und dadurch ihre Weiterentwicklung im Schlaf fördere. Wegen einer angeblichen Blockade durch ihr Bewußtsein blieb dies erfolglos. Der Ausweg hat nach den Angaben des Angeklagten darin bestanden, daß sie sich durch Selbsttötung von ihrem alten Körper befreie. Danach werde sie als Künstlerin in einem roten Raum am Genfer See wieder zum Leben erwachen. Wegen der hohen Kosten dieser Therapie wurde zugunsten des Angeklagten eine Lebensversicherung über 500 000 DM abgeschlossen. Der Selbstmord schlug jedoch fehl. Obwohl der Angeklagte mehrfach Anleitungen gab, weitere Schritte zum Selbstmord zu unternehmen, entschied sich die Patientin, ihre Absichten aufzugeben.«[29] So sehr derartige Fälle Öffentlichkeit und Medien aufschrecken, so wenig repräsentativ sind sie für »die« Heiler in Deutschland. Die kriminelle Energie des Täters, seine betrügerische Absicht, die Naivität des Opfers, verbunden mit Selbstmord-Suggestion und hoher Lebensversicherung, machen den Sirius-Fall zum Skandal – und auch zum Einzelfall. Hier hat sich ein gewöhnlicher Verbrecher der Heilermaske als Tarnung bedient.

Nach Schätzungen des Dachverbands Geistiges Heilen (DGH), in dem über 50 000 Mitglieder aus Deutschland, Österreich und der Schweiz zusammengeschlossen sind, mit dem Ziel »Einbeziehung geistigen Heilens in unser Gesundheitswesen«, gibt es im deutschsprachigen Raum 6000–7000 Heiler. Maximal ein Fünftel von ihnen lebt vom »geistigen Heilen«, die weit überwiegende Mehrzahl geht einem anderen Hauptberuf nach und wird nur in der Freizeit als Heiler tätig. Dr. Harald Wiesendanger, erster Vorsitzender des DGH: »Ich schätze, es gibt im gesamten deutschsprachigen Raum nur 1000 – 2000 Vollprofis, die davon leben, daß sie von morgens bis abends Kranken helfen. Dann gibt es sehr viele, die Kurse in geistigem Heilen besucht haben, das aber eher nur zum Hausgebrauch anwenden oder um sich selbst mehr von dieser Energie zu verschaffen. Die Heilerszene in sich ist sehr heterogen. Man kommt auf sehr imposante Zahlen, wenn man Reiki miteinbezieht: Es sollen bereits weit über 100 000 Menschen in Deutschland zumindest den ersten Grad Reiki gemacht haben.« Reiki ist eine sehr alte japanische Heiltradition, die Ende des letzten Jahrhunderts wiederentdeckt wurde. In Deutschland und anderen westlichen Ländern hat sich Reiki verselbständigt, die in der Ausbildung enthaltenen »Initiationen« beflügeln die Phantasie der Menschen, Reiki ist zu einer Modeerscheinung geworden. Dementsprechend wachsen die Reikimeister heutzutage an den Bäumen, die kurze, übersichtliche »Ausbildung« zu saftigen Preisen hat einen lukrativen Industriezweig von Esoterik und Spiritualität geschaffen. In jeder beliebigen Szene-Zeitschrift gibt es ein inflationäres Reiki-Angebot.

Heiler, besonders Heilerinnen, hat es in Deutschland schon immer gegeben. Sie waren die – inoffiziellen – Ärztinnen und Hebammen unserer Geschichte. Auf dem Land gingen sie noch im letzten Jahrhundert von Haus zu Haus, von Dorf zu Dorf. Sie waren auch »Apothekerinnen« und bauten Heilkräuter an. Ihre Kräuterrezepte tauschten sie untereinander aus und gaben ihr Wissen an ihre Töchter und Enkelinnen weiter. Kranke kamen zu ihnen, um Rat einzuholen, ihre Arbeit war auch die von Psycho-Therapeuten. Ihr Wissen um Geburt und Tod, um Heilung, um Schwangerschaft oder wie man sie verhindert, gab ihnen eine wichtige Rolle, den »weisen Frauen«.

Reste, letzte Überbleibsel dieser Volkstradition sind bis heute erhalten. Frauen, die Heilpflanzen in den Wäldern sammeln und im Gemüsegarten anbauen, findet man auf dem Land immer noch. Genauso wie Warzenbesprecher, Gürtelrosen-Kundige, Gesundbeterinnen. In jedem Eifeldorf gibt es sie, im Bergischen Land, im Oberbergischen, im Allgäu, in Bayern. Je abgelegener das Gebiet, desto länger war die Bevölkerung auf ihre »ärztliche Versorgung« bis weit in die Mitte unseres Jahrhunderts angewiesen, desto eher trifft man sie noch heute. Heiler und Heilerinnen sind darunter, die häufig nur bei bestimmten Krankheiten besondere Erfolge haben. Sie arbeiten rein intuitiv und haben meistens keinerlei Aus- und Weiterbildung in Sachen Heilen. Wer lange genug in einem Dorf gelebt hat, weiß, wohin die Einheimischen im Fall von Rückenschmerzen lieber gehen als zum Arzt. Oder wo sie bei Kopfschmerz, Migräne oder Schwangerschaftsproblemen einen Kräutertee bekommen, dem sie mehr vertrauen als dem Gynäkologen oder Hausarzt, den sie aber im Fall eines komplizierten Beinbruchs genauso selbstverständlich konsultieren würden wie bei anderen gesundheitlichen Problemen den örtlichen Heiler. Außenstehende erfahren wenig bis nichts über die Heiler auf dem Dorf, die Dorfgemeinschaft schützt sie durch Schweigen und Geheimhaltung. Heiler und Heilerinnen auf dem Land sind in der Regel in christlicher Tradition verwurzelt. Es gibt sogar katholische Pfarrer, in deren seelsorgerische Tätigkeit das »Heilen« durchaus integriert ist.

In der Regel wird die Dorfheilerin kein Geld von ihren Patienten fordern, wie zu Zeiten des Urchristentums versteht sie ihren Dienst an der Gemeinschaft als freiwillig und umsonst. Im Zuge der Nachbarschaftshilfe wird sie einen Ausgleich auf andere Art bekommen, indem Handwerker bei der Hausrenovierung mithelfen oder Bauern Naturalien als Dank geben. Juristisch betrachtet fallen auch solche Fälle, wo kein Geld im Spiel ist, kein organisierter Praxisbetrieb herrscht, aber mit einer gewissen Regelmäßigkeit einer Art Gewerbe nachgegangen wird – und sei es im heimischen Wohnzimmer nach Feierabend –, unter das Heilpraktikergesetz und sind Ausübung von Heilkunde ohne berufliche Legitimation: Jede Handlung, die bei den Behandelten den Eindruck erweckt, ihnen Heilung oder Erleichterung zu verschaffen, ist Ausübung von Heilkunde, also verboten. Betont aber der Heiler gegenüber dem Patienten, daß er über keinerlei Heilkräfte verfügt und nur für den Kranken betet, also eine reine Fürbitte im Rahmen christlicher Tradition ausspricht, dürfte dies nicht unter das Heilpraktikergesetz fallen. Ein entsprechendes Gerichtsurteil erließ das Kammergericht Berlin, indem es das Urteil der Vorinstanz mit der Begründung aufhob: »Das bloße

Beten für den Kranken wäre straflos gewesen ...«[30] Es ist die absolute Ausnahme, daß die in der Stille der dörflichen Gemeinschaft wirkenden Heiler vor Gericht gestellt werden, weil die örtlichen Gesundheitsbehörden nicht Bescheid wissen und es von seiten der Patienten keine Kläger gibt. Wer klagt schon den Nachbarn an, der seit Jahrzehnten beim Hexenschuß geholfen hat?

Die Situation in den Städten ist völlig anders. Hier orientiert sich seit den achtziger Jahren eine aufgeklärte und in der Regel finanziell gutgestellte Ober- und Mittelschicht besonders an östlichen Heiltraditionen. Mit den Auflösungserscheinungen der christlichen Kirchen ist ein spirituelles, seelsorgerisches Vakuum entstanden, in dem Qigong, Reiki, Yoga, Sufismus, tibetanische Lehren so populär wie nie zuvor wurden. Die fernöstlichen Traditionen basieren alle auf dem Konzept des Gesundwerdens und Heilens durch Energie. Und dafür wird gezahlt, und zwar nicht wenig. Der Unterricht solcher Lehren in Form von Workshops und Seminaren ist nicht strafbar, das fällt unter Freiheit der Lehre.

Beinahe jeder Spitzensportler hat heutzutage seinen »mentalen Trainer«: Steffi Graf hat Reiki gelernt, Leichtathleten machen Autogenes Training, der Fall des Skilangläufers Johann Mühlegg und seiner dubiosen Beziehung zu einer »geistigen Beraterin« aus München sorgte monatelang für Schlagzeilen in der Presse. Die Namensvariation für solche nichtkonventionellen Methoden ist heute breiter gefächert denn je. Boris Becker hat sich mehrfach von dem ägyptischen Heiler Mohamed Khalifa behandeln lassen und sich danach »gesund gefühlt und auf dem Tenniscourt wieder gewonnen«. Europameister Fredi Bobic vom magischen Stuttgarter Fußballdreieck und Österreichs Skistar Andreas Goldberger sind begeistert von demselben Mann, der – das Besondere gerade für Prominente hat bekanntlich seinen Preis – ab 1000 DM aufwärts pro Behandlung arbeitet. Je nach Schwere der Verletzung der Spitzensportler, so betonte er unlängst, ist die finanzielle Grenze auch nach oben hin offen. Als er gefragt wurde, ob er so ein »normaler Handaufleger« und »Wunderheiler« sei, antwortete er, nein, er mache »manuelle Therapie« und arbeite mit »Druckpunkten«, beides Formulierungen, die jeder gut ausgebildete und informierte Heiler heutzutage benutzen würde. Er darf ja nicht ausdrücklich sagen, daß er heilt.

Für die Lobby der Heiler in Deutschland, ihre Verbände und Vertreter, die ihre Aktivitäten bis nach Brüssel ausdehnen, um von deutscher Seite Einfluß auf neu zu schaffendes EU-Recht zu nehmen, lautet die zentrale Streitfrage, ob »Geistheiler überhaupt im Sinne des Gesetzes Heilkunde ausüben«. Etwa zehn Prozesse laufen pro Jahr vor deutschen Gerichten auf, bei denen diese Frage zu klären ist. Dr. Wiesendanger: »Unser Dachverband steht auf dem Standpunkt, das tun sie eher nicht. Nach Einschätzung vieler höherer Gerichte gehört zu einer Behandlung eine gezielte Vorgehensweise bezogen auf ein bestimmtes Krankheitsbild, während fast alle Geistheiler ja eher Generalisten sind. Sie interessieren sich gar nicht für das Krankheitsbild, sie behandeln alle Patienten in gleicher Weise. Ob Tumor oder Allergie, die Gebete, die für den Kranken gesprochen werden, oder die Hände, die ihm aufgelegt werden, sind gleich. Auch die ›Behandlung‹ ist eher gleichförmig. Wir halten das geistige Heilen für einen Ausdruck von Religionsfreiheit, die grundgesetzlich geschützt ist. Fast alle Heiler halten sich für Werkzeuge Gottes. Die Streitfrage: Handelt es sich beim Heilen um einen letztlich religiösen Akt, beantworten wir mit ja.«

Pro Jahr, so schätzen die Experten, suchen etwa vier bis fünf Millionen Kranke im deutschsprachigen Raum einen Heiler auf, Tendenz steigend. Aus Schweizer Umfragen geht hervor, daß bereits jeder zehnte Eidgenosse schon einmal bei einem Heiler gewesen ist. Weitgehend im dunklen bleibt, wieviel Geld dabei fließt. »Die Fälle, wo Scharlatane für eine Fernheilung erst mal fünftausend Mark Vorkasse verlangen, sind Gott sei Dank die seltene Ausnahme«, so der Dachverband geistiges Heilen. »Viele Heiler arbeiten umsonst, andere nehmen nur Spenden, Honorare bewegen sich durchschnittlich im Bereich von dreißig bis siebzig Mark pro Stunde. Auf alle Fälle handelt es sich um viel weniger Geld, als uns die Kritiker weismachen möchten.«

Seltenheitswert hat in Deutschland die Zusammenarbeit von Ärzten und Heilpraktikern mit Heilern. Zu groß sind wohl die Berührungsängste zwischen diesen Gruppen, Kommunikationsprobleme, Mißtrauen und finanzielle Interessen dürften ebenfalls eine wichtige Rolle spielen. Viele Mediziner, die dem Heilen durchaus offen gegenüberstehen, fürchten sich aber vor allem vor dem Druck ihrer Standeskollegen und der Ärzteorganisationen, plötzlich als jemand dazustehen, der mit einem »Scharlatan« in der Praxis zusammenarbeitet.

Diese Zusammenarbeit, von vielen Patienten längst gewünscht, mit positiven Auswirkungen besonders für die vielen chronisch Kranken, hätte auch in Deutschland eine legale Basis, unter bestimmten Voraussetzungen: Die Heilbehandlung müßte unter Weisung und Verantwortung eines Arztes oder Heilpraktikers stattfinden. Dabei wäre es nicht ausreichend, wenn der behandelnde Arzt seinen Patienten zu einem zehn Kilometer entfernt tätigen Heiler schickt. Arzt und Heiler müßten schon in derselben Praxis zusammenarbeiten. Der Heiler müßte also seine Unabhängigkeit aufgeben und sich unter die Verantwortung des Arztes stellen. Auch für dieses Modell der Zusammenarbeit liegen bereits gerichtliche Begründungen vor. Vor dem Bayerischen Obersten Landesgericht ging es 1984 um die Zusammenarbeit eines nicht zugelassenen Psychotherapeuten mit Arzt/Heilpraktiker bei »Raucherentwöhnung« und »Gewichtsabnahme« von Patienten. Die maßgeblichen Gesichtspunkte der Begründung: »Die Strafbarkeit für den Psychotherapeuten ohne HPG-Zulassung (Zulassung nach Heilpraktikergesetz) liegt dann vor, wenn der mitwirkende Arzt als sein weisungsabhängiger Angestellter auftritt. Arbeitet der Arzt dagegen fachlich und sachlich unabhängig mit dem nicht zugelassenen Psychotherapeuten zusammen, liegt keine Strafbarkeit vor. Heilkunde in gewerblicher Form setzt voraus, daß die Heilkunde selbständig betrieben wird, also eigenverantwortlich. Daran fehlt es, wenn der Arzt die Verantwortung trägt ...«[31) Im Klartext heißt dies: Solange der Arzt die Verantwortung und medizinische Kontrolle übernimmt, darf er in seiner Praxis Personen ohne entsprechende Zulassung anstellen.

Im Wege dieses wünschenswerten Modells für die Medizin der Zukunft, wo Heiler Hand in Hand mit Ärzten und Heilpraktikern zusammenarbeiten, stehen neben ideologischen auch durchaus praktische Gründe: Für die Heiler bedeutet dies einerseits die Aufgabe ihrer Selbständigkeit und damit die Unterordnung an die Weisungen von Ärzten. Der Heiler müßte also als Mitarbeiter des Arztes in den Praxisbetrieb integriert werden. Weiterhin entstehen für die Ärzte Schwierigkeiten mit der Abrechnung der Heilertätigkeit im Rahmen der ärztlichen Gebührenordnung. Dennoch gibt es bereits einzelne solcher »Gemeinschaftspraxen« in Deutschland, wo Heiler, mindestens temporär, behandeln. Und natürlich, es gibt auch Ärzte oder Heilpraktiker, die selbst per Handauflegen heilen. Die Methode an sich ist ja in keinem europäischen Land verboten, außer in Frankreich, wo geistiges

Heilen als »magnétiseur« auch für Ärzte verboten ist, weil es nicht zu den schulwissenschaftlich anerkannten Methoden gehört, auf deren Anwendung sich französische Ärzte grundsätzlich beschränken müssen.

Es ist nicht einmal der Inquisition gelungen, Heilen aus der Gesellschaft zu verbannen, und auch die Gesetze werden es nicht schaffen. Immer mehr Kranke wollen es, immer mehr Ärzte befürworten es, und immer mehr Studien belegen die Wirksamkeit des Heilens. Und es ist kostengünstiger als andere Behandlungsformen. Seine Integration ins Gesundheitswesen würde also für die Gesellschaft nur Vorteile bringen. Das Modell, in dem Heiler den Ärzten zuarbeiten, bringt die notwendige Sicherheit für die Patienten, daß kein Scharlatan mehr eine notwendige schulmedizinische Behandlung verhindert. Damit entfällt automatisch der Hauptvorwurf von Gerichten und Ärzten, ein Gang zum Heiler bedeute den Wegfall des Arztbesuchs. Der Vorwurf wegen Abzockerei von selbsternannten Wunderheilern wird damit auch hinfällig, denn es ist der Arzt, der die Behandlung verrechnet. Den Heilern zu sagen, wenn sie heilen wollen, sollten sie Heilpraktiker werden, ist unsinnig. Denn auf der einen Seite würde die wünschenswerte Zusammenarbeit mit Ärzten dann wegfallen, und auf der anderen Seite müßten sie ausschließlich Methoden, Diagnoseverfahren usw. lernen, die sie nie anwenden. Wer heilt, hat recht? Die Integration des Heilens in die Schulmedizin als eine neue-alte Disziplin sollte das Ziel sein.

Ein deutscher Fall: Vom Wunderheiler zum Wanderheiler

Wenn Markus, Grundschüler, neun Jahre alt, seinen Rollstuhl auf Speed schaltet und mit zwei Kindern als Passagieren durch die engen Gassen von Seis am Schlern in Südtirol, Italien, düst, hat er seine schwere Krankheit vergessen. Er ist nur noch Flugzeugpilot oder Rennfahrer. Seine Passagiere ziehen die Köpfe ein, und einer schreit auf: »Langsam, fahr doch nicht so schnell!« Doch Markus schafft auch die letzte Kurve mit Bravour und fährt auf der Hotelterrasse vor. Die Lenkung seines feuerroten Rollstuhls hat er fest im Griff. Elterngesichter entspannen sich, mehrere Kinder lachen bewundernd. Der Ferrari unter den Rollstühlen – bezahlt von der Versicherung – kostet 35 000 DM, Elektronik inklusive. Auf der Cockpitplatte vorn wird per Fingerdruck die Geschwindigkeit reguliert, der integrierte Joystick dient als Steuer. Anders ginge es auch gar nicht, Markus leidet an Muskelschwund, spinaler progressiver Muskelatrophie, einer heimtückischen Krankheit, die bei Kleinkindern in der Muskulatur von Becken und Beinen beginnt, den Rücken erfaßt und in der Regel im Verlauf von nur wenigen Jahren den gesamten Körper lahmlegt. Auch die anderen Kinder auf der Hotelterrasse sind krank, die meisten unheilbar, austherapiert, wie es im Ärztedeutsch heißt.

Mehrmals im Jahr behandelt der bekannte deutsche Heiler Rolf Drevermann 25 Kinder im Rahmen einer »Kinderwoche« umsonst, in Italien oder auf der Sonneninsel Ibiza in Spanien. Ein Heiler im Exil, denn in Deutschland wurde es ihm per Gerichtsbeschluß verboten, durch Handauflegen zu heilen.

Die Staatsanwaltschaft Münster erhob 1992 Anklage gegen den »Wunderheiler von Warendorf«, wegen Verstoßes gegen das Heilpraktikergesetz und verbotene Ausübung der Heilkunde in über 19 000 (!) Fällen, das heißt Behandlungen. Es half Drevermann nichts, daß seine Patienten sich für ihn einsetzten und vor Gericht für ihn aussagten oder Ärzte wie der Vorsitzende der Berliner Ärztekammer ihn öffentlich unterstützten. Dr. Ellis Huber: »Wir wissen, daß es Menschen gibt, die über außergewöhnliche Heilfähigkeiten verfügen. Auch wenn ihr Vorgehen und das, was sie leisten, von der Wissenschaft nicht bis ins letzte geklärt werden kann: Diese Menschen sind keine Scharlatane ... Ich schätze, daß jeder zweite Arzt in Berlin schon einmal Patienten, die nach medizinischen Gesichtspunkten austherapiert waren, zu einem Heiler geschickt hat.«[32)]

Ellis Huber, bekannt für seine Offenheit gegenüber Methoden der Alternativmedizin, schwebt durchaus eine Partnerschaft zwischen Ärzten und Heilern vor, in einer Art »Überweisungssystem«, in dem der Schulmediziner den Heiler kontrolliert, um einerseits »die Heilphänomene in unsere Schulmedizin zu integrieren« und andererseits »die Kranken vor schwarzen Schafen unter den Wunderheilern zu schützen«.[33)]

Auch die Aussagen anderer Berliner Ärzte zu Drevermanns Heilerfolgen nützten nichts. Geradezu pikant wurde sein Gerichtsfall, als sich der damalige Bundeswirtschaftsminister Jürgen Möllemann von der FDP einschaltete. Möllemann, bereits durch »Chipaffäre« und »Vetternwirtschaft« schwer angeschlagen, schrieb einen Brief an den Oberkreisdirektor in Warendorf, seinem Wahlkreis als Bundestagsabgeordneter: »... Wie Sie wissen, sieht sich Herr Heinz Rolf Drevermann aus Einem (Warendorf) mit dem Vorwurf konfrontiert, seine persönliche Ausstrahlung zur Linderung menschlichen Leids sei unerlaubte Ausübung der Heilkunde und damit mit dem Heilpraktikergesetz unvereinbar. Mir ist

bewußt, daß die Einordnung der Tätigkeit eines ›Wunderheilers‹ in das Paragraphenwerk eines Gesetzes aus dem Jahr 1939 eine Reihe von juristischen Fragen aufwirft. Auf der anderen Seite halte ich es für nicht überzeugend, einem Manne diese Tätigkeit zu untersagen, der vielen Menschen anscheinend geholfen hat und an den viele Menschen glauben. Als Liberaler vertrete ich nun einmal den Grundsatz, daß jeder nach seiner Façon glücklich werden soll, wenn er dadurch keinem anderen schadet ... Ich würde es sehr begrüßen, wenn ein Weg gefunden wird, der es Herrn Drevermann gestatten würde, in Zukunft weiterhin seine Tätigkeit hier in Deutschland und nicht etwa im Ausland auszuüben.«[34)]
Möllemann schrieb's, und damit war der Fall Drevermann eine höchstpolitische Affäre geworden. Der Heiler selbst schätzt, daß er »nur etwa 5000 Personen« in Warendorf, zum Teil allerdings mehrmals, behandelt hat, die CDU kämpfte für ihn, weitere Ärzte bestätigten seine Heilerfolge, dennoch, Drevermann bekam vom Gericht Berufsverbot und mußte ins Ausland gehen. Das Strafverfahren wurde wegen »geringer Schuld« und gegen eine Zahlung von 20 000 DM eingestellt. Drevermann zahlte an die Kinderkrebshilfe, war damit nicht vorbestraft – und ging ins Exil.

Seine Patienten reisten ihm hinterher, nach Italien und Spanien, wo er sie in der Zwischensaison, wenn Hotelzimmer billig zu haben sind, in Mittelklassehotels behandelt. In Südtirol verhalten sich die Gesetzeshüter toleranter, er kann in Italien als geistiger Heiler geduldet arbeiten. Sogar mit offizieller Lizenz als »Prana-Therapeut«, ausgestellt von einem Mailänder Universitäts-Institut. Seine Fähigkeiten wurden von dortigen Wissenschaftlern und Ärzten überprüft, mit denen er heute noch bei Bedarf zusammenarbeitet.

»Einfach gemein« findet es Markus, der Neunjährige

mit dem Ferrari-Rollstuhl, »daß Onkel Drevermann mich nicht in Deutschland behandeln darf. Er ist für mich ein Heiler, und außerdem geht er sowieso immer zur Kirche. Der kann doch gar nicht böse sein. Ich habe ihn lieb, und er ist immer nett zu mir, und geholfen hat er mir auch. Früher ist mir immer gleich mein Kopf nach vorn gekippt, wenn ich mit dem Rollstuhl Bürgersteige runtergefahren bin, jetzt kann ich meinen Kopf hochhalten. Ich kann gar nicht verstehen, warum man ihm verboten hat, mir in Deutschland zu helfen.« Markus ist mit seiner Mutter und der Großmutter aus Neuruppin angereist, tausend Mark kostet die zehnstündige Fahrt mit einem Spezialtransporter vom Arbeiter-Samariterbund, denn seine Rollstühle passen in kein normales Auto. Eine nichtbezahlbare Reise für Connie, seine Mutter, die seit dem Ende der DDR arbeitslos ist. Keine Firma ist bereit, sie als alleinerziehende Mutter eines schwerbehinderten Kindes einzustellen. Geheilte Drevermann-Patienten sind als Sponsoren eingesprungen, um die Reisekosten zu finanzieren, wie auch schon frühere Aufenthalte bei Drevermann. Ein »Wunder, daß es solche Menschen gibt«, Markus Mutter Connie, zu DDR-Zeiten Näherin einer Leistungsabteilung für Export-Turnschuhe, tut sich schwer mit Wundern. Kirche, Gott, Heilen, Wunder waren nie ein Thema gewesen für sie, geboren und aufgewachsen in der Ex-DDR. Allenfalls die sogenannten »Böten«, Gesundbeter, Besprecher für allerlei Krankheiten von Gürtelrose bis Ohrenschmerzen, setzten ihre Heiltradition illegal und insgeheim unter der Oberfläche des realexistierenden Sozialismus fort.

Auf Bitten ihres Sohnes hat sie sich nun von einem katholischen Priester taufen lassen, zusammen mit Markus, dessen Lieblingsbeschäftigung es ist, alte Kirchen zu besichtigen. Markus betet viel, jedes Kreuz am Wegesrand ist für ihn ein Anlaß, seinen Rollstuhl zu stoppen und innezuhalten. Für seine Mutter immer noch ein eher befremdliches Verhalten, das sie aber unterstützt, weil sie sehen kann, daß »Glaube und Religion Markus Kraft geben«. Für sie ist das »größte Wunder«, daß ihr Sohn »überhaupt noch lebt, und es durch die Behandlungen von Rolf Drevermann über vier Jahre hinweg gesundheitlich bergauf gegangen ist mit dem Jungen«. DDR-Neurologen hatten ihr kurz vor der Wende noch erklärt, der heute neunjährige Markus würde maximal sechs Jahre alt werden. Ihre Neuruppiner Kinderärztin hatte ihr empfohlen, ihren Sohn »vor allem auf den Tod vorzubereiten«, und ein Brandenburger Arzt gab ihr als guten Rat mit auf den Weg, sich »möglichst schnell ein zweites Kind anzuschaffen«, um leichter über den Tod von Markus hinwegzukommen. »Stellen Sie sich vor«, meint Connie, »was aus ihm geworden wäre, wenn ich dem Rat der Ärzte gefolgt wäre, ihn aufs Sterben vorzubereiten. Was glauben Sie, wie wir seinen sechsten, seinen siebten, seinen achten und jetzt seinen neunten Geburtstag gefeiert haben. Nun sollte er ja schon drei Jahre tot sein, statt dessen besucht er eine normale Grundschule und ist ein aufgewecktes, fröhliches Kind. Als ich Ende 1992 das erste Mal nach einer Woche bei Rolf Drevermann wieder nach Hause kam, erklärten meine Bekannten mich für verrückt, einem Heiler zu vertrauen. Bis sie sahen, welche Fortschritte Markus gemacht hatte. Es ist ganz wesentlich, daß er jetzt seinen Kopf gerade hochhalten kann. Wenn er früher am Tisch saß, fiel ihm der Kopf runter, nach vorn, zur Seite, und er rief immer: ›Mama, heb mir den Kopf hoch!‹ Vor Rolfs Behandlungen mußte ich ihm immer Kopf und Brust festhalten, wenn ich mit ihm über Unebenheiten gefahren bin. Heute kann er mit dem Rollstuhl selbständig zur Schule fahren, ohne Angst. Wenn ihm durch einen größeren Holperer doch mal der Kopf abrutschen sollte, kann er ihn allein wieder heben. Er hat gelernt, allein zu essen. Wenn er erkältet ist, kann er viel besser abhusten. Das ging vorher überhaupt nicht, jede Erkältung wurde zum Drama. Muskelschwund, so sagen die Ärzte, ist eine Krankheit, bei der die Muskeln, die einmal verloren sind, nie wiederkommen. Markus aber macht Fortschritte, viele kleine und kleinste Fortschritte. Die Ärzte, bei denen Markus regelmäßig in Behandlung ist, sehen die Fortschritte, die er macht, sagen aber, daß das alles wieder zurückgehen wird. Es ist aber nicht zurückgegangen, es ist nach jeder Behandlung etwas besser geworden.«

Morgens im Südtiroler Hotel ist Markus der erste Patient von Rolf Drevermann. Es ist acht Uhr, mit Markus beginnt für ihn das immer gleiche Ritual, das sich noch 25mal an jedem Tag der Woche, bei jedem der schwerkranken Kinder, wiederholen wird. Drevermann öffnet die Zimmertür, grüßt, spricht ein paar freundliche Worte mit Patient und Eltern. Er setzt sich ans Bett, wo ihn Markus, den Kopf am Fußende des Bettes, halb schlaftrunken noch, erwartet. Der Heiler, gläubiger Katholik mit einer besonderen spirituellen Beziehung zu dem 1968 gestorbenen italienischen Franziskanermönch Francesco Forgione, der unter dem Namen Pater Pio für seine Gebetsheilungen berühmt war, bekreuzigt sich und betet in sich versunken. Die amerikanischen Therapeutic-Touch-Krankenschwestern würden dieses Ritual vor einer Heilbehandlung »sich zentrieren« nennen, für den Yogi aus Indien heißt es »Meditation«, der Indianerschamane würde vielleicht die Herztrommel schlagen, und er »spricht mit der Mutter Erde« und dem »Geist, der allem innewohnt«. Es ist im Prinzip gleich. Drevermann nennt es »Gebet« und »Zwiegespräch mit Gott«. Für ihn stehen sein ganzes Leben und besonders seine Heilkräfte in Zusammenhang mit Gott und christlicher Religion, obwohl er sagt: »Ich weiß immer noch nicht, womit geheilt wird. Energie – Fragezeichen. Gottes Kraft – Fragezeichen. Ich darf ja nur helfen. Wenn diese Kinder kommen, denke ich manchmal, ›Herrgott, wen hast Du mir hier nun wieder geschickt?‹ Aber wenn diese erste Schwelle überwunden ist, dann ist nur noch der Wunsch da zu helfen.«

Markus, ein sehr erfahrener kleiner Patient, bleibt ganz ruhig, während Drevermann die Hände auf seinen Hinterkopf legt; noch immer im Halbschlaf lächelt er versonnen, offensichtlich fühlt er sich wohl und verspürt Freude. Nach etwa fünf Minuten beginnen seine Beine, die sonst immer völlig leblos daliegen, zu zucken. Eine leichte Vibration läuft sichtbar bis in seine Zehenspitzen, die Augenblicke später auch seine Arme und Hände erfaßt. »Da wird es jetzt ganz warm und kribbelig«, Markus deutet mit den Augen auf seine Arme, »und hier in den Händen kribbelt es auch und wird heißer.« Eine Energiebehandlung ist für ihn so, »als würde man abgeduscht, aber von innen«. Den Unterschied zwischen einem Arzt und einem Heiler definiert er für sich mit kindlicher Logik: »Beim Arzt tut es weh. Die drücken rum, gucken und messen, ob mit mir alles in Ordnung ist, besonders an meinen Beinen. Aber das hilft nicht. Bei Onkel Drevermann tut es nie weh. Ein Arzt ist kein Heiler. Beim Heiler wird es so warm und wärmer, beim Arzt tut es weh. Bei Onkel Drevermann habe ich mehr Hoffnung, gesund zu werden.« Gegen Ende der Behandlung, als Drevermann aufgestanden ist, um seine Hände minutenlang über Markus Körper zu halten, übt der etwas, das er gerade lernen möchte: Die Ober- und Unterschenkel angewinkelt, schafft er es, ganz ruhig seine Beine, die als erstes vom Muskelschwund angegriffen waren, auseinander- und wieder zusammenzuklappen. Das macht er spielerisch und ist stolz darauf, seinem Körper wieder etwas Neues beizubringen. Er kann nur sehr begrenzt seinen Körper trainieren, neben seiner Behinderung steht ihm auch sein Gewicht im Wege, das schwer zu kontrollieren ist, da ihm die körperliche Bewegung fehlt. Ein Teufelskreis, bei dem auch der kleinste Fortschritt an Beweglichkeit eine große Sache ist, so als ob gesunde Kinder plötzlich einen Salto oder Flicflacs beherrschen. Eigentlich möchte Markus ja so werden wie Steffi Graf oder Andreas Möller von Borussia Dortmund. Und mit siebzehn Jahren, da ist er sich ganz sicher, »werde ich Fußball spielen und in die Disco gehen«.

Markus ist hellwach, intelligent und schlagfertig. Seit er seine Hände und Arme wieder heben kann, sind die Hausaufgaben, die er auch im fernen Italien für seine Neuruppiner Grundschule zu machen hat, kein Problem. Ursprünglich war für seinen Schulbesuch schon ein spezieller Schreibcomputer angeschafft worden. Doch zur Überraschung aller hatte er es wenige Wochen vor Schulbeginn gelernt, Buntstifte in der Hand zu halten und zu malen, um jetzt im dritten Schuljahr in Schönschrift und mit gutem Erfolg Diktate und Mathearbeiten weitgehend selbständig zu schreiben.

Markus ist ein typischer Patient, genau wie fast alle anderen bei Drevermanns Kinderwoche: Melanie (querschnittsgelähmt), Dennis und Canan (schwerer Hirnschaden), Daniel, David, Wynton (Muskelschwund), Thomas (blind), Oliver (Autist, Hirnschaden, schwer körperbehindert). Seine Krankheit gilt der Schulmedizin als »unheilbar«, der Patient ist »austherapiert«, das heißt: Die Ärzte sind am Ende ihres Lateins. Er gehört zu den über zehn Millionen Deutschen mit einer chronischen Krankheit und hat alle Stationen konventioneller Medizin durchlaufen, bevor ein Heiler aufgesucht wurde. Solange Heiler in Deutschland nicht mit Ärzten in derselben Praxis arbeiten, besteht die überwiegende Zahl ihrer

Patienten aus den »schwersten Fällen«, aus Kranken, die im Prinzip von den Ärzten aufgegeben wurden. Keines dieser Kinder mit derartigen Leiden, meist von Geburt an, wird nach einer Woche täglicher Energiebehandlungen geheilt – im Sinne von auskuriert – und gesund nach Hause fahren. Natürlich ist es der geheime Wunsch aller anwesenden Eltern, daß ihr Kind aus dem Rollstuhl springt, »Mama ruft und auf uns zuläuft«, aber das ist nur ein Traum. Die konkreten Erwartungen sind viel kleiner. Auch gebremst durch Drevermann selbst, der nicht müde wird zu betonen, daß er nicht der »Wunderheiler« ist, den Medien und begeisterte Patienten aus ihm gemacht haben. »Heilen« bedeutet für die Eltern dieser Kinder in der Regel der lange Weg kleiner Fortschritte. Meilensteine sind für sie, daß nach der Drevermann-Behandlung auf einmal die schweren epileptischen Anfälle bei Canan ausbleiben, daß der blinde Thomas für Momente ein Fenster und die Finger des Heilers über seinem Gesicht gesehen hat, daß Dennis fröhlich ist und »einfach gut drauf«.

Umfragen unter Heilern in Deutschland, der Schweiz und den Niederlanden und ihren Patienten haben interessante soziologisch-medizinische Daten zum Patientenbild der »Wunderheiler« ergeben: Bereits 7 Jahre lang hat sich der durchschnittliche Heiler-Patient mit seinem Leiden herumgequält und dabei mehr oder minder die üblichen Stationen Allgemeinmediziner-Facharzt-Krankenhaus-Hausarzt usw. durchlaufen, bevor er sich als »letzten Strohhalm« aufs Heilen einließ. Jeder fünfte Patient von Heilern ist schon länger als zehn Jahre krank. Neun von zehn Kranken, die zum Heiler gehen, waren vorher beim Arzt. Diese Zahlen, die auf der Basis von 110 Heilern und 7000 Patienten aus Deutschland und unseren beiden Nachbarländern erhoben sind, lassen den Schluß zu, daß eine der Hauptsorgen von Schulmedizinern und deutschen Gerichten, Heiler würden ihre Patienten vom Arztbesuch abhalten oder auch den Ärzten »die Patienten wegnehmen«, in überwiegender Mehrzahl der Fälle unbegründet sind. Die Patienten, insbesondere die chronisch Kranken, sind längst von Arzt zu Arzt gelaufen, ohne gesund zu werden. Um so erstaunlicher ist angesichts von Dauer und Schwere der Krankheiten, die Heiler häufig behandeln, ihre Erfolgsquote, die der Dachverband Geistiges Heilen hochgerechnet hat: »Wir wissen aus einer enormen Vielzahl von Untersuchungen, daß immerhin zwei Drittel aller Patienten, die sich auf Heiler einlassen, nach Abschluß der Behandlungen eine erhebliche Linderung ihrer Symptome erfahren haben. Jeder zehnte fühlt sich sogar vollständig geheilt. Was für Energien bei der Heilung wirken, ist für uns völlig zweitrangig. Uns muß interessieren, ob geistiges Heilen wirklich hilft, ob es vor allem diesen zehn bis fünfzehn Millionen chronisch Kranker allein in Deutschland hilft, bei denen Mediziner oft nichts weiter tun können, als medikamentös Symptome zu lindern.«[36)]

Für die Schulmedizin ist die seit Jahrzehnten ansteigende Zahl chronisch Kranker in den westlichen Industriegesellschaften eines ihrer Hauptprobleme. Im selben Zeitraum, in dem die klassischen Krankheiten der Menschheit wie Pocken, Typhus, Cholera, Tuberkulose, Masern, Diphtherie, Lungenentzündung durch vielfältige Fortschritte der Medizin zurückgedrängt oder therapierbar wurden, begann die dramatische Ausbreitung der »neuen Krankheiten«: Herz- und Kreislauferkrankungen, Krebs, Nervenkrankheiten, angeborene Schäden, Allergien und Asthma, alles Krankheiten, deren gemeinsames Charakteristikum ihr chronischer Verlauf ist. Die Befürchtungen der Mediziner gehen sogar so weit, daß sie es in wenigen Jahrzehnten überwiegend mit chronisch Kranken zu tun haben werden. Gemeinsam ist diesen

Krankheiten auch, daß sie sich mit dem klassischen westlichen Medizinschema Erreger oder Ursache finden, Medikamente verordnen oder schneiden nicht therapieren lassen. Gerade angesichts dieser Situation müßte es in einem Land wie Deutschland das Gebot der Stunde sein, jeden Therapieansatz, der Erfolg verspricht, eingehend zu untersuchen und im Fall von positiven Ergebnissen in die Medizin zu integrieren. Dies geschieht aber, mindestens im Fall des Heilens durch Energie, nicht. Allen positiven Studien und Forschungsergebnissen zum Trotz, sowie den praktischen Erfahrungen aus vielen Ländern der Erde, darunter den USA.

Die meisten der Patienten von Rolf Drevermann haben sich mit der widersinnigen Situation, daß Kranke und Schwerkranke Tausende von Kilometern zu ihm reisen müssen, abgefunden. Viele versuchen dem auch positive Seiten abzugewinnen, eine Kombination von zwei Wochen Heilen und Urlaub, besonders auf der Mittelmeerinsel Ibiza. Aber nur wenigen Patienten fällt es so leicht, die Reise- und Behandlungskosten zu zahlen, wie Daniela, 33 Jahre, die als Selbständige in der Tourismusbranche tätig ist. Wegen eines Bandscheiben- und Ischiasleidens ist sie »zu Rolf auf die Insel« gereist und bilanziert locker: »Ich mußte bereits acht Wochen in einer Schmerzklinik verbringen, das allein hat mich 30 000 Mark gekostet. Da ist es doch wesentlich billiger, zu Rolf zu gehen. Abgesehen davon, daß er nicht nur die Schmerzen wegnimmt, sondern auch die Krankheit heilt. Und abgesehen davon, daß ich hier gleichzeitig meinen Urlaub genieße und mir statt einiger Klamotten Gesundheit kaufe!«

Nach Angaben von Rolf Drevermann haben in der Zwischensaison 1995 auf Ibiza seine 130 Patienten und ihre Begleitpersonen für Hotelaufenthalt und Flugtickets insgesamt 342 000 DM ausgegeben. Seine Versuche, mit einer deutschen Fluglinie Sonderkonditionen auszuhandeln, scheiterten an der Airline-Weigerung, Freitickets für acht kranke Kinder herauszugeben. Das Geschäft machte die spanische Iberia, die sofort bereit war, die acht Kinder umsonst zu transportieren, zusätzlich zu den anderen zahlenden Patienten und Begleitpersonen.

Für die Behandlungen während eines zweiwöchigen Aufenthalts berechnet Drevermann eine Pauschale von 1000 DM pro Person, alle Kinder werden grundsätzlich gratis behandelt. Um die täglichen Energiebehandlungen für sozial schwache Menschen und deren Aufenthalts- und Reisekosten zu finanzieren, hat Drevermann jetzt einen Förderverein gegründet, über den durch Spenden und Sponsoren Geldmittel bereitstehen. Durch den Kauf eines Grundstücks im Landesinneren von Ibiza, das 1997/98 mit Holzbungalows für Familien bebaut werden soll, wird er unabhängig von der Feriensaison auf der Insel, Hotelkosten können eingespart werden, und er ist in der Lage, ganzjährig am selben Ort zu arbeiten. Er selbst lebt nicht schlecht dabei, dennoch bleibt die Situation für ihn voller Widersprüche, der gelernte Koch und Speditionskaufmann ist im Ruhrgebiet verwurzelt und würde nichts lieber tun als nach Deutschland in sein Warendorf zurückkehren. Als »völlig widersinnig« empfindet er besonders, daß Schwerkranke, die Herzinfarkte und schwere Operationen hinter sich haben, die strapaziöse Flugreise auf sich nehmen müssen. Eine Frau, die neun Kilometer entfernt von Warendorf lebt, muß nach Ibiza zur Behandlung reisen. Unsinn nicht nur ökonomisch, sondern auch ökologisch: Flugreisen für Hunderte von Menschen Jahr für Jahr, wo jeder längst weiß, was dies für das Weltklima bedeutet. Dem deutschen Finanzminister entgehen die Steuern aus der Drevermannschen Praxis, der spanische freut sich, Schwerkranke kurbeln die Tourismusindustrie ganzjährig an.

Einige wenige der Drevermann-Patienten kommen regelmäßig über Jahre, viele reisen drei- bis viermal zu ihm. Mäxchen ist so ein Fall. Er teilt sich das Hotelzimmer im »Los Molinos« mit seiner Mutter und der Großmutter. Der Schlüssel zum Zimmer steckt außen, zusammen mit dem Schild »Bitte nicht stören«. In Trainingsanzügen liegen alle drei auf ihren Betten. Alles ist aufgeräumt und vorbereitet, sie haben an diesem Mittwoch den Zehn-Uhr-Termin bei Drevermann, der sich als erstes zu Mäxchen setzt. Wie immer bekreuzigt er sich mit geschlossenen Augen vor der Behandlung, atmet tief durch und betet, um dann seine Hände auf Mäxchens Brust zu legen. Nach etwa zehn Minuten des Handauflegens bekreuzigt er sich noch einmal und öffnet die Augen. Es wirkt so, als ob er jetzt gerade aufwacht und von ganz weit hergekommen wäre. Keiner im Zimmer redet ein Wort. Während Maximilian, 5 Jahre alt, ruht, spielt sich dasselbe Behandlungsritual bei seiner Mutter und Großmutter ab.

Beinahe zweitausend Flugkilometer von Berlin bis hierher mußte die Familie hinter sich bringen, um die Behandlungen zu bekommen. Alle drei sind krank. Hinter Renate, der 48jährigen Großmutter von Mäxchen, liegen zahllose Arztbesuche und mehrere Operationen. Seit eineinhalb Jahren leidet sie an Diabetes und einer chronischen Nierenkrankheit. Mäxchen selbst ist seit seiner Geburt Allergiker. Er verträgt kein Milcheiweiß, ein Stoff, der nicht nur in Milchprodukten, sondern in vielen Lebensmitteln vom Butterkeks bis zu diversen Wurstsorten enthalten ist. Durch die Vermittlung seiner Kinderärztin, die keinen anderen Rat mehr wußte, fand seine Mutter, die selbst unter Geschwüren in der Gebärmutter leidet, den Kontakt zu Rolf Drevermann, als der gerade anfing, in Südtirol zu arbeiten: »Eine Woche waren wir bei ihm und wurden täglich behandelt, Mäxchen ging es danach ein wenig besser. Darum sind wir vier Monate später noch einmal hingefahren. Auf der Rückfahrt im Zug hat er furchtbar gequengelt, ich war total entnervt und bekam einen richtigen Schreck, als ich plötzlich bemerkte, daß er während der Quengelei eine ganze Pakkung Kekse verputzt hatte. Da ich wußte, welche furchtbaren Durchfälle er von einem einzigen Stück Keks bekam, richtete ich mich auf das Schlimmste ein. Das Merkwürdige war: Es passierte gar nichts. Kein Durchfall auf der ganzen Rückfahrt nach Berlin. Seither kann er fast alles normal essen. Wir sind Rolf so dankbar, durch Mäxchens Heilung haben wir die Hoffnung, daß er auch meiner Mutter und mir helfen wird. Deshalb sind wir jetzt alle zusammen nach Ibiza gekommen.«

Für Mäxchens Familie gelten Sonderkonditionen, wie für alle Patienten, die finanziell nicht gut gestellt sind. Als Kind wird Mäxchen sowieso gratis behandelt, seine Mutter braucht auch nichts zu bezahlen, einzig die Großmutter kommt für ihre Behandlungskosten auf: 1000 DM für zwei Wochen. Dazu kommen aber noch 5000 DM für Reisekosten und Hotel.

Kritiker seiner Heilmethode sind für Drevermann »wie Eunuchen«, die »darüber« reden, aber es selbst »nicht machen können«. Er hat immer wieder die Erfahrung gemacht, daß gerade »die Menschen das Heilen kritisieren, die keinen blassen Schimmer davon haben«. Mit größter Skepsis betrachtet er aus seinem Exil heraus den Aufbau von Heilerverbänden hierzulande: »Die können tausend Heiler in ihren Verbänden haben und haben noch immer keine rechtliche Grundlage für ihre Tätigkeit. Sie dürfen nicht heilen.« Auch das bunte Treiben auf Esoterikmessen und Heiler-Kongressen findet er schlicht »hanebüchen« und wird nicht mehr daran teilnehmen. Das überwältigendste Erlebnis auf einem Heilerkongreß vor drei Jahren waren für ihn nicht die Heilerkollegen, sondern die Begegnung mit einem Kind:

mit Konstantin, der sein Patient wurde. Konstantin und dessen Mutter Lili wurden Teil seines Lebens.

Konstantin hat sich als Zwölfjähriger »seinen« Heiler auf dem Psi-Kongreß in Basel selbst ausgesucht. Mit den Worten: »Darf ich Sie etwas fragen? Können Sie mich heilen? Sonst muß ich sterben!« sprach er Drevermann an, der nach seinem Vortrag Zuhörerfragen beantwortete. Ein Kind, mit einer derartigen Frage, vor Hunderten von Menschen im Saal. Damals konnte Konstantin noch sprechen, mühsam zwar und langsam, aber Entscheidungen traf er noch für sich selbst. Heute ist er ganz auf Lili, seine Mutter, angewiesen. Hervorgerufen durch eine schwere Maserninfektion als Zweijähriger, begann viele Jahre später eine Panenzephalitis einzusetzen, eine Krankheit, bei der durch die Aktivität des vorher »schlafenden« Virus nach und nach die Gehirnzellen zerstört werden. Konstantin ist Lilis einziges Kind, die 44jährige, Physiotherapeutin von Beruf, würde ihr Leben sofort und gern für Konstantins geben.

In gewissem Sinne hat sie das auch bereits getan, Lili hat ihr gesamtes Leben auf Konstantins Bedürfnisse abgestellt, seit sie zusammen mit ihrem Mann vom Facharzt erfuhr, daß ihr Sohn »bald sterben« würde: »Die Diagnose von Konstantins Krankheit wurde uns an der Freiburger Kinderklinik mitgeteilt. Das lief so ab: Der Internist kommt herein und sagt: ›Ihr Sohn hat nicht lange zu leben. Er hat ein Masernvirus im Körper, die Krankheit führt zum Tod, man kann den Verlauf nicht stoppen. Es gibt keine Medikamente, keine Therapie, nichts.‹ Wie lange er zu leben hat? ›Wissen wir nicht.‹ Wie die Krankheit verläuft? – ›Wissen wir nicht.‹ Ich sage zu meinem Mann, okay, wir gehen, hier können wir weiter nichts bekommen. Da sagt der Arzt: ›Halt, halt, Sie müssen das dem Jungen sagen.‹ Wir gehen zu einer anderen Klinik. Dort fragt Konstantin den Professor: ›Werde ich einmal gesund? Kann ich dann groß werden und später Kinder haben?‹ Der Professor antwortet: ›Ja, ja, mein Junge, du kannst so viele Kinder bekommen, wie du willst.‹ Dann schickt er ihn mit einer Krankenschwester aus dem Zimmer und sagt verzweifelt: ›Die Frage hat mir noch kein Kind gestellt. Wir Ärzte können in diesem Fall nichts tun. Gehen Sie zu jemandem hin, der vielleicht doch helfen kann.‹ Ich sprach ›Heilen‹ an, und der Arzt sagte: ›Ja, es gibt Leute, die solche Kräfte haben. Gehen Sie hin, ich befürworte das.‹

Wir lasen Bücher und beschäftigten uns mit Heilen. Es war unsere letzte Hoffnung, sonst gibt es ja nichts mehr. Konstantin hörte dann von uns darüber. Wir lasen auch zusammen in der Zeitung, daß ein großer Kongreß in Basel stattfinden würde, zu dem auch viele Heiler hinkämen. So fuhren wir dann zu dritt nach Basel, im November 1994. Wir wohnen direkt an der Grenze zur Schweiz, in Weil am Rhein, es war von der Entfernung her ein Katzensprung. Und andererseits ein großer Schritt. Wir standen draußen vor den Kongreßräumen, und die Vortragenden und Teilnehmer gingen alle mit ihren Namensschildchen auf der Jacke an uns vorbei, bevor sie ihre Vorträge hielten. Konstantin guckte jeden an – und lehnte einen nach dem anderen ab. Er fragte immer: ›Mama, ist das auch ein Heiler?‹ Und ich sagte, ›Ja, das ist auch einer‹. – ›Nein, den mag ich nicht‹, meinte er. Dann kam der nächste, der übernächste, und der überübernächste, bis ich die Nase voll hatte, er mochte keinen. Es war vier Uhr nachmittags geworden, ich entschloß mich, zu einem Vortrag hineinzugehen. Als ich wieder herauskam, wartete mein Mann auf mich vor der Tür. Er zeigte durch die geöffnete Türe eines anderen Saals hinüber zu unserem Sohn, der als einziges Kind zwischen lauter Erwachsenen saß. Ich fragte: ›Wer ist der Mann, den unser Junge so anschaut?‹ ›Der Drevermann.‹

Ach, so sieht der aus, dachte ich, ich hatte von seinem Prozeß schon in der Zeitung gelesen. Da meldete sich mein Sohn: ›Herr Drevermann, darf ich Sie bitte etwas fragen?‹ Er hatte den Finger hochgehoben wie ein kleiner Schuljunge: ›Können Sie mich heilen? Sonst muß ich sterben!‹ Atemlose Stille im Saal. Die Antwort hörte ich wie im Traum: ›Ja‹, sagte Drevermann, ›wir wollen es versuchen, versprechen kann ich dir nichts.‹ Drevermann lud ihn ein, demnächst zu ihm zu kommen. Konstantin konnte damals nur noch mühsam sprechen. Beim Laufen mußte man ihn schon festhalten, und es wurde mit jeder Woche schlechter. Konstantin sprach immer wieder zu meinem Mann und mir von Rolf Drevermann und fragte uns, warum er nicht sofort zu ihm könne.

Einen Monat später kam der Anruf von Drevermann. Es war der Tag seiner Gerichtsverhandlung, und Konstantin hoffte die ganze Zeit, daß Drevermann nicht bestraft würde, weil er Menschen gesund machen wollte. Er hatte in der Zeitung alles darüber gelesen. Nun nach dem Anruf wollte er sofort ins Auto steigen und losfahren. Als wir wenige Wochen später bei Drevermann in Italien ankamen, hatte sich Konstantins Zustand bereits rapide verschlechtert. Konstantin saß schon im Rollstuhl, Drevermann kamen die Tränen, als er ihn sah. Er konnte nicht fassen, wie schnell es mit dem Jungen bergab gegangen war.

Seit bald drei Jahren reisen wir jetzt zwischen Deutschland, Italien und Ibiza in Spanien hin und her. Konstantin braucht die Behandlungen von Rolf Drevermann regelmäßig, und auch unsere Ärzte zu Hause, die nichts für Konstantin tun können, raten mir immer wieder: ›Fahren Sie mit dem Kind wieder zu ihm hin.‹ Es gab auch sehr schwierige Zeiten für uns. Wenn wir nach einer Reise wieder zu Hause waren, war ich praktisch allein mit Konstantin und allen Schwierigkeiten. Mein

Mann stürzte sich auf seine Arbeit, aber nicht nur, weil wir mehr Geld brauchten. Er vergrub sich im Geschäft, da er Konstantins Zustand nicht ertragen konnte. Er dachte an die Vergangenheit, wie der Junge früher gewesen war. Ich sagte ihm wieder und wieder, daß er jeden Tag neu so mit unserem Kind erleben muß, wie es heute ist. In der Zeit war mein Mann für mich eine zusätzliche Belastung geworden. Die große Veränderung kam, als er sich doch endlich entschlossen hatte, einmal mit uns zu Rolf Drevermann zu kommen, um alles kennenzulernen. Da hat er alles mitbekommen, mit mir und dem Jungen von morgens bis abends alles miterlebt. Jetzt ist es zwischen meinem Mann und mir so wie früher, ja sogar besser. Ich habe nie aufgehört zu glauben, der Glauben gab mir für all dies die Kraft.

Seit mehr als einem Jahr geht es nun bergauf mit Konstantin. Den Höhepunkt seiner Krankheit hat er überschritten. Da war er auf 48 Kilo abgemagert und bekam tagsüber einen Krampfanfall nach dem anderen. Bis heute hat er zehn Kilo zugenommen und bekommt nur noch wenige Krampfanfälle, die auch viel milder verlaufen. Er kann wieder richtig kauen und Essen hinunterschlucken. Früher war sein Kopf immer nur nach vorn gekippt, und er sabberte. Heute brauche ich seinen Kopf nicht mehr am Rollstuhl festzubinden, seit einigen Wochen hat er wieder gelernt, seinen Kopf selbst zu halten. Die neueste Entwicklung ist, daß er versucht zu sprechen. ›Ja‹ oder ›nee‹ kann er schon wieder sagen, die anderen Laute sind noch unverständlich. Kleine Entscheidungen kann er wieder treffen, ob er ein Marmeladenbrötchen möchte oder ein Brot mit Käse. Wenn man mit ihm redet, versteht er mehr und mehr und nimmt sein Umfeld wieder wahr. Er lacht, wenn Drevermann kleine Witze macht. Es kommt jetzt darauf an, daß seine linke Gehirnhälfte möglichst viele

Funktionen seiner rechten Gehirnhälfte übernimmt, die durch die Viren zerstört wurde.

Nach einer Energiebehandlung von Drevermann schläft Konstantin immer stundenlang. Als ich ihn vor drei Tagen nach dem Schlafen auf die Bettkante gesetzt hatte, um ihn in den Rollstuhl zu heben, stand er plötzlich auf – mit einem Ruck. Er stand auf eigenen Füßen vor mir. Ich war fassungslos vor Glück.

Früher, als er gerade noch sprechen konnte, sagte er einmal zu mir: ›Was willst du mit einem Krüppel? Bring mich doch um!‹ Da war ich verzweifelt und dachte an Selbstmord. Jetzt beginne ich davon zu träumen, wie ich seinen Rollstuhl an der tiefsten Stelle im Meer versenke, wenn der Junge wieder gehen kann. Dann denke ich wieder, daß ich das nicht machen darf, weil so viele Kinder auf der Welt seinen Rollstuhl dringend bräuchten.

Ich habe meinen Mann und meinen Sohn, und wir sind zusammen einen weiten Weg gegangen.«

Sie gehen zusammen den Weg des Heilens, in kleinsten Schritten, von denen jeder einzelne für sie einen Schritt weiter in ein zweites Leben bedeutet. Konstantin hat in den letzten Wochen gelernt, regelmäßig aus eigener Kraft aufzustehen.

Ärzte und Heiler in derselben Praxis – Englische Verhältnisse als Vorbild

In vielen europäischen Ländern ist Heilen – wie es auch immer genau bezeichnet wird – erlaubt (England, Niederlande, verschiedene Schweizer Kantone) oder zumindest geduldet, so zum Beispiel in Irland, Norwegen, Italien, Spanien, Schweizer Kantone, Dänemark. In Polen darf ein Heiler mit staatlicher Genehmigung eine eigene

Praxis betreiben, wenn er in einer Prüfung seine Heilfähigkeiten nachgewiesen hat. Heilen wird dort als »Bioenergetisches Heilen« bezeichnet. Nach mehr als zehn Jahren der staatlichen Duldung ist »paranormales Heilen« in den Niederlanden nun per Gesetz erlaubt, es gibt bereits einzelne Krankenversicherungen, die die Kosten vom Krankenbesuch bei Heilern erstatten. Um über die Europäische Union hinaus zusammenfassend auf die drei größten Länder der Erde zu schauen: »Chi-Heilen« ist in China Bestandteil der traditionellen chinesischen Medizin, die gleichberechtigt neben westlicher Medizin angewendet wird. In Rußland hatte bislang noch der Kremlherrscher seine persönliche Heilerin oder einen Heiler, über Anerkennung, Duldung und selbständigen Praxisbetrieb scheinen aber die persönlichen Beziehungen zu Behörden und Politikern zu entscheiden. In den Vereinigten Staaten wird »healing« oder »energy healing« seit 1992 eigentlich überall geduldet. Da es rechtlich-politische Unterschiede von Bundesstaat zu Bundesstaat geben kann, nennen sich amerikanische Heiler unter Umständen nicht einfach »healer«, sondern auch zum Beispiel »energy consultant«, Energieberater oder ähnliches. Ein weltweiter Sonderfall ist Südafrika. Nelson Mandelas Regierung legalisierte 1994 die Tätigkeit dortiger Heiler, deren Ausbildung und Methoden häufig noch traditionell im Stammesleben der Farbigen ihre Wurzeln haben. Heilbehandlungen können in Südafrika über Krankenkassen abgerechnet werden.

Ein Sonderfall Europas ist unser Nachbarland Österreich, es ist das einzige Land, in dem die Gesetzeslage in den letzten Jahren verschärft wurde. Die österreichischen Behörden reagierten unter dem Eindruck des krebskranken Kindes Olivia Pilhar und ihres sogenannten Wunderheilers Ryke Geerd Hamer, ein Fall, der europaweit für Schlagzeilen sorgte. Hamer, dem Angehörige früherer Patienten die Schuld an zahlreichen Todesfällen anlasten, war bereits vor Jahren der Arzttitel aberkannt worden. Der Gerichtsgutachter bescheinigte ihm damals, 1986, eine »psychopathische Persönlichkeitsstruktur mit Zügen eines unbelehrbar Fanatischen«. Alles hatte wenige Wochen nach dem Tod seines Sohnes begonnen, als Hamer selbst an Hodenkrebs erkrankte. Seither ist er davon überzeugt, sein Sohn habe ihm aus dem Jenseits die »eiserne Regel« des Krebses zugeflüstert: den direkten, monokausalen Zusammenhang zwischen seelischem Schock und der Entstehung von wuchernden Tumorzellen. Eine schulmedizinische Therapie, so seine Folgerung, ist also überhaupt nicht nötig, er verabreicht statt Pillen und Chemotherapie gute Worte und selbstgebraute Medizinen und hält gleichzeitig seine Opfer davon ab, mit ihren Krankheiten Ärzte aufzusuchen. Die Eltern der kleinen Olivia waren noch ganz im Bann des selbsternannten Krebsheilers, als Olivias Nierentumor bereits auf Fußballgröße gewachsen und ein Krankenhausaufenthalt unvermeidlich war. Als die dortigen Ärzte entgegen der Meinung der Eltern für das Kind die Chemotherapie anordneten, flüchteten die Eltern mit Kind und Wunderheiler ins Ausland, nach Spanien. Nach einer insgesamt zwölfwöchigen Flucht »vor der Schulmedizin« landeten sie wieder in Österreich, wo die Chemotherapie zwangsweise vom Staat durchgesetzt wurde. Es war eine lebensrettende Maßnahme. Olivias Vater glaubt auch heute noch an Hamer, »unseren Fels in der Brandung«, dessen diversen Organisationen mit mehr oder minder medizinisch klingenden Namen eine sektenhafte Struktur vorgeworfen wird. Hamer-Jünger sollen gezielt Kranke aus Krebsstationen von Krankenhäusern in Deutschland und Österreich »abwerben«, um sie – statt Chemotherapie – ihrem Guru zuzuführen. Als Konsequenzen aus diesem Skandal werden Heiler, die keine

Ärzte sind, in Österreich nach dem sogenannten »Kurpfuscherparagraphen« mit besonderer Aufmerksamkeit verfolgt. Zusätzlich ist es seit 1996 in Österreich auch verboten, in Form von Workshops oder Seminaren Heilen zu unterrichten oder für solche Veranstaltungen zu werben oder sie zu vermitteln.

Ganz im Gegensatz zur österreichischen Situation ist »spiritual healing«, von dieser Bezeichnung kommt die unscharfe deutsche Übersetzung »geistiges Heilen«, in England als Methode der Komplementärmedizin staatlich anerkannt und kann wie eine Vielzahl anderer die Schulmedizin ergänzender Richtungen von Akupunktur bis Hypnose im Rahmen des staatlichen Gesundheitswesens abgerechnet werden. Die »National Federation of Spiritual Healers«, eine Art Heiler-Gewerkschaft mit 7000 Mitgliedern, hat einen Verhaltenscode und interne Prüfungen für Heiler geschaffen und arbeitet wo es nur geht mit Krankenhäusern und Ärzten eng zusammen. Natürlich gibt es auch in England Ärzteverbände, die dem Heilen kritisch gegenüberstehen, aber jeder britische Krankenhauspatient kann heute als Teil seiner Therapie einen »spiritual healer« anfordern, der ihn im Krankenhaus behandelt.

Die Arbeit in den Krankenhäusern ist Schwerpunkt der englischen Heiler, die auch eine eigene Haftpflichtversicherung haben. Der Versicherungsbeitrag von unter zehn Mark pro Jahr (!) zeigt an, für wie risikoarm die rein ökonomisch orientierten Versicherungen ihre Tätigkeit bei der Betreuung Kranker einschätzen. Die Einstufung der Versicherungen hatte durchaus gesellschaftlichen Signalcharakter für die positive Einschätzung des Heilens überhaupt.

Im Großraum London gibt es heute auch etwa zehn Gemeinschaftspraxen, in denen Heiler Tür an Tür erfolgreich mit Ärzten zusammenarbeiten. Der Arzt, unter dessen medizinischer Verantwortung der Praxisbetrieb läuft, rechnet die Tätigkeit der Heiler innerhalb des nationalen Gesundheitswesens genau wie seine eigenen Honorare und andere Ausgaben ab. Es war kein leichter Schritt für die Pioniere unter den britischen Ärzten gewesen, ihre Praxen für »spiritual healers« zu öffnen. Die Allgemeinmedizinerin Jean Robertson aus St. Albans bei London war eine der ersten, die ab 1986 mit Heilern in einer Arztpraxis zusammenarbeitete. Nach 20 Jahren in einer »normalen« allgemeinmedizinischen Praxis war ihr Ausgangspunkt für das »medizinische Abenteuer« ein persönliches Erlebnis. Sie war als beobachtende Ärztin dabei, wie zwei Krankenschwestern – eine litt unter Arthritis, die andere unter dauerhaften Schmerzen als Folge eines Unfalls – erfolgreich von einem Heiler behandelt wurden. Jean Robertson schildert die Anfänge der Integration des Heilens in die Schulmedizin heute so: »Ich war beeindruckt, anscheinend war ›spiritual healing‹ eine effektive Behandlungsmethode. Aber ich kannte damals keinen einzigen Kollegen, der diese Methode je erwähnt hatte oder gar damit arbeitete. Während meiner sechsjährigen medizinischen Ausbildung war sie nie erwähnt worden. Ich begann damit, in verschiedenen Kirchen nach einem geistigen Heiler zu suchen. Bis auf eine Ausnahme fielen alle Antworten negativ aus, es gab sogar Warnungen, ich solle mich nicht auf schwarze Magie einlassen. Dann hörte ich von der ›National Federation of Spiritual Healers‹, der Standesorganisation der Heiler, und kam in Kontakt mit Grace McIntosh, die in derselben Stadt, St. Albans, Kranke behandelte. Wir vereinbarten den ersten Termin für meine Patienten auf einen Samstag, einen ruhigen Tag im Ärztehaus, wo die Woche über etwa 4000 Patienten verschiedene medizinische Dienste in Anspruch nehmen. In den Behandlungsraum meiner Praxis hängte ich ein großes Schild mit dem Hinweis, daß ›geistiges Heilen‹ auf Nachfrage angeboten wird – eine offene Einladung an meine Patienten, diese Möglichkeit mit mir zu besprechen.

Meine drei Partner in der Gemeinschaftspraxis hatten keine ernstlichen Einwände. Sie waren eher irritiert und machten den Vorschlag, ein Jahr die Patienten gezielt zu beobachten und dann ein Kolloquium durchzuführen. Sie baten mich auch, sie selbst und ihre Patienten völlig aus der Sache herauszuhalten. Die Reaktion meiner Patienten, etwa 200 kommen zu mir pro Woche, war gemischt: Ein Zeuge Jehovas informierte mich, ich habe meinen Weg verloren und solle das Jüngste Gericht erwarten. Protestanten wiesen mich darauf hin, daß die Kirche für derartige Angelegenheiten zuständig sei. Ich verlor zwei junge Familien einer anderen Glaubensrichtung als Patienten, weil sie meine spirituellen Aktivitäten für völlig unakzeptabel hielten. Einige wenige Patienten sagten, ›Oh, wie wunderbar, meine Mutter ist durch eine Heilerin gesund geworden‹ oder: ›Als ich Kind war, brachte unsere Mutter meine Geschwister und mich immer zu einem Heiler in unserem Dorf, wir hatten gar nicht das Geld, einen Arzt zu bezahlen.‹ Einige Patienten sagten, sie verfügten selbst über besondere Heilkräfte. Die Mehrzahl der Patienten verhielt sich neutral oder vorsichtig positiv.

Ich weiß nicht, wer sich vor dem ersten Heil-Termin mehr fürchtete, meine Patienten oder ich. Ich empfing sie im Wartezimmer, wo sie einen kurzen Fragebogen ausfüllen mußten, für unsere Anamnesen und das Kolloquium. Dann brachte ich sie hinüber zu Grace, der Heilerin, die sehr viel Vertrauen ausstrahlte und mit ihrer ruhigen Höflichkeit alle beruhigte. Während der Heilbehandlungen ließ ich eine Kassette mit Entspannungsmusik laufen, viele der Patienten sagten hinterher, daß sie die musikalische Begleitung mochten. Nach den Behandlungen ging ich wieder mit ihnen ins Wartezimmer, um ihre Eindrücke und meine eigenen Beobachtungen aufzuschreiben. Unter den Patienten waren ein Mann mit chronischer Depression, dem die seit zwanzig Jahren verschriebenen Anti-Depressiva nur wenig geholfen hatten, eine junge Frau, deren Brustkrebs bereits Metastasen gebildet hatte, eine Asthma-Patientin mit häufig wiederkehrenden Angstzuständen, eine Witwe mittleren Alters, die den Tod ihres Mannes nicht bewältigen konnte, eine alte Dame, die unter Colitis litt, eine Patientin mit chronischen Rückenschmerzen, die von Schmerztabletten abhängig war, und eine junge Frau, die auffallend häufig wegen verschiedener Infektionskrankheiten in meine Praxis kam. Bei der Befragung nach den Behandlungen sagten sieben von acht Patienten, daß es ihnen deutlich besser ginge, und machten detaillierte Beschreibungen ihres Zustands. Meine persönliche Überraschung war noch größer als ihre eigene, nach einer kurzen Heilsession ihre seelisch-körperlichen Veränderungen zu beobachten.

Ermutigt durch die Erfahrungen der ersten Wochen und Monate machte ich mich daran, die Heilbehandlungen systematisch zu organisieren. Ich integrierte Heiler in die Krebs-Selbsthilfegruppe, in der ich arbeitete, und konnte durch die Zusammenarbeit mit weiteren Heilern bald recht gut einschätzen, welcher Heiler zu welchen Patienten und ihren Krankheiten am besten paßte.

Am Ende des ersten Jahres war ich in der Lage, dem Wunsch meiner drei Partner nach einem Kolloquium nachzukommen. Es fand im Rahmen eines Treffens mehrerer Allgemeinmediziner mit Krankenhausärzten im örtlichen medizinischen Zentrum statt. Ich präsentierte die Ergebnisses meines Projekts in Form einer Studie, und wir diskutierten jeden Fall im Detail. Die Reaktionen meiner Kollegen waren mehr als ermutigend.

Meine optimistischsten Erwartungen waren von der hohen Erfolgsquote durch die Heilbehandlungen übertroffen worden. Seit Beginn der Zusammenarbeit mit Heilern hat es langsam aber stetig eine wachsende Nachfrage nach Heilbehandlungen gegeben, sowohl von Patientenseite als auch von seiten der Ärzte aus der Region für ihre Patienten.

Gute Kommunikation ist meiner Meinung nach die Grundlage der Zusammenarbeit zwischen Ärzten und Heilern. Gegenseitiger Respekt und Professionalität bei beiden Gruppen müssen selbstverständlich sein. Neben grundsätzlicher Akzeptanz und der Überzeugung, verschiedene Ansätze, Behandlungsmethoden und Weltanschauungen zu einem harmonischen Weg im Interesse der Patienten führen zu wollen.«[37)]

Etwa vierzig Kilometer von London entfernt betreibt der vierzigjährige praktische Arzt Dr. Rindy Bakker zusammen mit drei Ärztekollegen die St. Johns Hill-Gemeinschaftspraxis von Sevenoaks, einer kleineren Stadt mit eher ländlichem Charakter, aber noch im Einflußbereich der Hauptstadt, in die viele der Einwohner zur Arbeit fahren. Rindy Bakker, geboren in Südafrika, Medizinstudium in England, ist wie jeder deutsche Allgemeinmediziner täglich mit einer großen Vielfalt von Krankheitsfällen konfrontiert, Krebs, Herz-Kreislauferkrankungen, Wunden und Verletzungen, Migräne, Alkoholprobleme, Drogenmißbrauch, Infektionskrankheiten.

Es ist Dienstagnachmittag, der Parkplatz neben der Praxis ist längst überfüllt, im Wartezimmer sitzen etwa 25 Patienten. Ständig klingelt das Telefon, drei Sprechstundenhilfen sind pausenlos im Einsatz, vereinbaren Termine, bringen Patienten zum jeweils zuständigen Arzt ihres Vertrauens. Während Dr. Bakker gerade eine Patientin mit Bluthochdruck untersucht hat und nun, unter freundlichem Geplauder mit der Kranken, aus dem Computer das Rezept für ihre Medikamente holt, herrscht im Behandlungsraum eine Tür weiter Stille. Hilary Morgan, Heilerin, Mitglied der »National Federation of Spiritual Healers«, hält ihre Hände, die leicht vibrieren, über die 45jährige Eileen, die vollständig angezogen auf dem Massagetisch liegt. Eileen leidet unter Gelenkentzündungen an Händen und Beinen, eine Erkrankung, die mit heftigen Schmerzen verbunden ist. Als sie mehrere Monate lang mit immer denselben Beschwerden, die durch die verschriebenen Medikamente nur wenig gelindert werden konnten, in die Praxis kam, hatte einer der Ärzte sie gefragt, ob sie es nicht einmal mit der Heilerin aus dem Praxisteam versuchen wollte.

Sie willigte ein, schließlich war es ihr Arzt, der ihr den Vorschlag machte. Wieder zu Hause, lachte ihr Mann sie aus, »bullshit« völliger Quatsch. Dennoch begleitete er sie zur ersten Behandlung durch die Heilerin, zusammen mit der zweijährigen Tochter, deren Versorgung Eileen wegen der andauernden Gelenkentzündungen fast nicht mehr schaffte. Es gab Tage, an denen sie nur wenige Schritte gehen konnte. Heute, nach der zwölften Behandlung von Hilary, ist sie »fast völlig schmerzfrei«, und auch ihre Gelenke sind bis auf letzte Reste nicht mehr entzündet. Eileen: »Als mein Mann und ich nach der ersten Sitzung mit Hilary nach Hause fahren wollten, fragte er mich, sowie wir wieder im Auto saßen, ob ich mich jetzt besser fühlte. Ich fühlte mich ganz merkwürdig, aber meine Schmerzen waren noch immer da, vielleicht etwas milder, aber der Unterschied war wirklich nicht groß. Für meinen Mann war das nur zu logisch. Aber dann kam der nächste Tag, schon beim Aufstehen merkte ich, daß ich mich viel besser fühlte. Ich machte meinem Mann das Frühstück und sagte ihm nichts darüber, wie es mir ging. Als später meine kleine Tochter aufwachte, hatte ich schon so viel von der Hausarbeit erledigt, was ich sonst nur in Tagen schaffte. Ich habe zusammen mit der Kleinen gesungen vor Freude, den ganzen Morgen. Ich hatte immer noch Schmerzen, aber ich hatte es schon beim Aufstehen gewußt, das ist die Sorte Schmerzen, die man zur Not sein Leben lang aushalten und kontrollieren kann. Seit der zehnten Behandlung von Hilary habe ich praktisch keine Schmerzen mehr!«

Hilary Morgan, die über eine Anfrage bei der Heiler-Gewerkschaft ins Praxisteam gekommen ist, macht ihre Arbeit im Vertrauen auf Gott und die Bibel. Wie beinahe alle britischen Heiler ist sie sehr religiös eingestellt. Heilende Energie, da ist sie sich ganz sicher, wird »von Gott« geschickt: »Ich bin nur der Kanal, durch den die Energie fließt. Wer das Wort ›Gott‹ nicht mag, für den sage ich, es ist eine universale Energie, die Heilung bringt. Ich möchte sogar soweit gehen, daß jede Mutter, die ihr weinendes Kind in den Armen hält und es in der Berührung tröstet, diese Energie empfängt und weitergibt.«

Im Fall ihrer Patientin Eileen wurde die medikamentöse Therapie nicht etwa abgebrochen, sowie sie von der Heilerin behandelt wurde, sondern weitergeführt, nach und nach konnte die Dosis verringert werden. Der Verlauf ihrer Krankheit wurde auf den Teamsitzungen der Gemeinschaftspraxis regelmäßig diskutiert und bewertet. Dr. Rindy Bakker: »Es gibt Fälle, wo ›spiritual healing‹ allein weiterhilft, wir also Kosten für Medikamente durch diese Art der Heilbehandlung einsparen können. Und es gibt Fälle, wo es völlig klar ist, daß die medikamentöse Therapie neben anderen Therapieformen, wie zum Beispiel Akupunktur, was wir hier auch machen, weitergehen muß. Ich bin sehr beeindruckt von der Arbeit unserer Heilerin hier. Vielleicht stehe ich dem Heilen mit größerer Offenheit gegenüber, weil ich schon früher in Südafrika erstaunliche Heilfähigkeiten von Menschen beobachten konnte. Unsere positivsten Erfahrungen mit dem Heilen machen wir in unserer Praxis auf drei Gebieten: mit Krebs, Streßkrankheiten und Schmerzlinderung.« In seinen Aussagen zur Einsparung von Medikamenten durch den verstärkten Einsatz von Heilern ist Dr. Bakker mehr als vorsichtig geworden. Als er einmal die interne Einschätzung seiner Praxis, daß 40 Prozent der Kosten für Arzneimittel durch »spiritual healing« eingespart werden könnten, öffentlich machte und diese Aussage in mehreren Zeitungen publiziert wurde, traf er auf heftigen Widerstand, allen voran von seinen Standeskollegen, die wohl soviel Erfolg den Heilern nicht zugestehen wollten.

Das Gesundheitsministerium im toleranten England hat zum Heilen und zur Zusammenarbeit von Ärzten und Heilern eine erstaunlich pragmatische Haltung: Kostenersparnis auf allen Gebieten des staatlichen Gesundheitswesens ist das Gebot der Stunde, sonst kann die medizinische Versorgung der Bevölkerung nicht gewährleistet werden. Es ist weitestmöglich dem verantwortlichen Arzt überlassen, für welche Maßnahmen er vorhandene Gelder verantwortlich verteilt. Nach Untersuchungen des britischen Gesundheitsministeriums kann »spiritual healing« dazu beitragen, die Kosten im Gesundheitswesen zu senken. Andrew Smith, Sprecher des Ministeriums in London, faßt das so zusammen: »Die Anstellung von Heilern ist eine Folge der Reform unseres Gesundheitswesens. Früher durften die Ärzte nur ganz bestimmte Personengruppen anstellen und bezahlen. Das haben wir geändert. Jetzt können sie das Personal ihrer Wahl anstellen, das umfaßt verschiedenste ergänzende Therapieformen, darunter das Heilen durch Handauflegen, das ›spiritual healing‹. Vorausgesetzt natürlich das Einverständnis aller Beteiligten und die bestmögliche Verwendung der vorhandenen Gelder.«

Europa – quo vadis?

Die britische Situation, daß Heilen erlaubt und im Gesundheitswesen per Arztabrechnung integriert ist, ist das konkrete Gegenstück zur Lage in Frankreich, wo die Anwendung aller nichtkonventionellen medizinischen Richtungen, inklusive des Heilens durch Energie, auch für Ärzte verboten ist.

Aufgrund der Verträge zwischen den europäischen Ländern muß die rechtliche Angleichung auch im Bereich Medizin und »Alternativmedizin« innerhalb der EU erfolgen, und viele warten gespannt darauf, wie die krassen Gegensätze auf einen gemeinsamen Nenner gebracht werden können. Belgien ist im Europaparlament federführend für einen Vorschlag, eine gesamteuropäische Lösung zur »Rechtsstellung der nichtkonventionellen Medizinrichtungen« zu finden. In diesem Bericht werden nur die sieben konventionellsten der nichtkonventionellen medizinischen Richtungen wie Homöopathie, Chiropraxis, Akupunktur ... ausdrücklich namentlich genannt, »Heilen« ist nicht darunter. Im belgischen Vorschlag wird grundsätzlich zur Kenntnis genommen, daß die »nichtkonventionelle Medizin von 20–50% der Bevölkerung« europäischer Länder in Anspruch genommen wird und die Praktiker dieser medizinischen Richtungen in den Ländern völlig unterschiedliche Ausbildungswege durchlaufen haben.

Hoffnung können die deutschen Heiler und ihre Patienten daraus schöpfen, daß dem Europaparlament vorgeschlagen wird, ein Moratorium zu beschließen, »das die Aussetzung der Gerichtsverfahren wegen illegaler Ausübung der Medizin, die in manchen Mitgliedsstaaten (insbesondere in Frankreich) gegenwärtig gegen Praktiker der in diesem Bericht erwähnten nichtkonventionellen Medizinrichtungen angestrengt werden, ermöglicht«.[38)] Im Klartext heißt das: Keine Strafverfolgung in jedem EU-Land, bis neue, länderübergreifende Lösungen gefunden sind, im Gespräch ist ein Zeitraum von zehn Jahren. »Da die Kommission eine Grundsatzentscheidung über die nichtkonventionelle Medizin im ganzen fällen wird«, so das Büro des zuständigen Europaparlamentariers Paul Lannoye aus Belgien im März 1997, »wird Heilen Teil dieser Regelung sein.« Danach könnten die Heiler erst mal aufatmen, die Drohung von Strafverfolgung würde für sie entfallen, und sie könnten für einen Übergangszeitraum in manchen Ländern aus der Illegalität, in anderen aus der halblegalen Situation herauskommen. Dr. Bernhard Firgau vom »Dachverband Geistiges Heilen«, der sich wie kaum ein anderer deutscher Jurist im Thema auskennt: »Was die Heiler brauchen, ist die Identität in einem Berufsbild. Es ist realistisch anzunehmen, daß sich die europäische Liberalisierung bezüglich des Heilens mittelfristig im Bereich Prüfungen abspielen wird, also einer Form von Heiler-Prüfung ohne die Medizinfragen der Heilpraktiker mit anschließender Erlaubnis, als Heiler zu arbeiten, sich aber eben nicht Heilpraktiker zu nennen. Heute steckt das Heilen in einer Grauzone und wird kriminalisiert. Der Heiler wird entweder als Sektierer in den Bereich der Theologie geschoben, mit dem Hinweis, er hat ja kein Kirchenamt und ist also nur die Nachahmung eines Priesters, sprich billige Kopie. Oder er wird in Richtung Medizin geschoben, nach dem Motto, von Medizin hat er keine Ahnung und tut so, als könnte er. Er sitzt also zwischen den Stühlen. Was wir brauchen, ist das eigenständige Berufsbild des Heilers, damit er seine Rolle wahrnehmen kann.«

Von vielen Beteiligten wird mit Spannung erwartet, wie sich die Europäische Kommission und das Parlament entscheiden werden. Die Gegensätze scheinen unüberbrückbar zu sein: auf der einen Seite Frankreich, Österreich und Deutschland mit mehr oder minder kategorischer Ablehnung des Heilens, auf der anderen Seite England, die Niederlande und Dänemark, die dem Heilen positiv gegenüberstehen und es ins Gesundheitswesen integriert haben oder integrieren wollen. Und nun der Vorschlag des Moratoriums aus dem kleinen Belgien, das eher zu den Anti-Heilen-Hardlinern gerechnet werden muß. Sicher ist nur eins: Die Regelungswut der Brüsseler Bürokraten wird auch vor dem Heilen nicht haltmachen.

6

Heiler im Test

An manchmal witzige, aber immer einseitige und oft übertriebene Werbung haben wir uns in den Ländern der freien Marktwirtschaft gewöhnt. Auch wenn die meisten Menschen die Werbeblöcke nicht gerade lieben, unsere Kinder wachsen so auf, daß ihnen durchaus klar ist, Kühe können ganz bestimmt auch lila sein. Werbung muß sein, ist die Devise der Produzenten und Verkäufer, wie sonst soll die Kundschaft wissen, daß mit der sauberen Wäsche auch ein aprilweiches Frühlingsgefühl ins Haus einzieht. Wo die Auswahl groß ist, es schier unmöglich erscheint, sich im Dschungel von Hunderten von Shampoos, Seifen, Winterreifen und Versicherungen durchzufinden, schlägt die Stunde der großen Tests. Und plötzlich ist die Wahl des Winterreifens scheinbar erleichtert: Marke X haftet auf Schnee besser als Y, dafür ist Y besser auf trockenen Straßen. Z hat den kürzesten Bremsweg, aber A den geringsten Verschleiß. B ist ein Allrounder, sogar im Sommer zu gebrauchen. Alles klar?

Was das Thema »Heilen« anbelangt, werden marktwirtschaftlich, mit den Augen eines Analytikers betrachtet, zwei Dinge sofort offensichtlich: Die Nachfrage ist groß, das Produkt aber verboten. Das staatliche Verbot in Ländern wie Deutschland und Österreich hat den Schwarzmarkt etabliert. Mit allen bekannten Nachteilen.

Werbung basiert auf Mund-zu-Mund-Propaganda, die in der Regel wie die Stille Post funktioniert, je weiter sie sich vom ursprünglichen Absender entfernt hat, desto verzerrter wird die Botschaft. Durch gelegentliche Talkshows millionenfach verstärkt, wird das »Produkt« Heilen auch zur Sensation, je nach Ausrichtung der Redaktion entweder abgrundtief negativ-skandalträchtig oder ins Wunderbare himmelwärts gehoben.

Um bei der marktwirtschaftlichen Betrachtungsweise zu bleiben, die große und wachsende Nachfrage hat vor allem zwei Gründe. Zum einen die steigende Zahl Kranker, die – berechtigt oder unberechtigt – jenseits der Schulmedizin nach Lösung suchen. Der zweite Grund ist sehr komplexer Natur: Es handelt sich eigentlich um ein Sammelsurium von Gründen wie Neugierde, Suche nach Wundern als Ersatz für fehlende Spiritualität, ein grundlegendes Unbehagen der technisch-materiellen Umwelt gegenüber oder der Wunsch, das seelische Vakuum bei der Suche nach Antworten auf die Sinnfrage in einer als seelenlos empfundenen Gesellschaft zu überwinden. Es liegt quasi in der Natur dieser Gründe, daß die letztgenannte Gruppe zu jedem hinläuft, der Wunder verspricht oder geheimnisvoll genug erscheint und auch so auftritt.

Für die große Gruppe der Kranken aber tut Aufklärung Not. Ein Teil von ihnen sucht die Heiler aus ideologischen Gründen, weil Schulmedizin »out« ist und Schamanen und »natürliche« Heilmittel »mega in« sind. Dieser Personenkreis übersieht, daß die ideologische Betrachtungsweise grundsätzlich falsch ist. Heilen ist kein Ersatz für Schulmedizin, sondern eine Ergänzung, und jeder seriöse Heiler wird diese Meinung vertreten. Die Entscheidung, den Arzt durch einen Heiler zu ersetzen, kann tödlich sein.

Aber wer ist ein seriöser Heiler? Diese Frage ist vor

allem für die Kranken von eminentem Interesse, bei denen die Schulmedizin keinen Rat mehr weiß, oder die zusätzliche Behandlung durch einen Heiler wünschen, aus guten Gründen: um Schmerzen zu lindern, Ängste abzubauen, Heilungsprozesse zu beschleunigen, die Lebensqualität trotz Krankheit zu verbessern, um leichter mit der Chemotherapie oder anderen belastenden Behandlungen fertigzuwerden oder die körpereigene Abwehr optimal selbst zu mobilisieren. Und ja, manchmal kann Heilen etwas bewirken, wozu die Schulmedizin nicht in der Lage war. Von der Gesellschaft werden diese Kranken bei ihrer Suche nach dem für sie richtigen Heiler völlig alleingelassen. Obwohl Heilen die älteste Form der Medizin ist, gibt es keine Kriterien, weder für Heiler noch für ihre Methoden. Außer dem Erfolg, den aber kein Kranker kontrollieren kann. Die üblichen Testmethoden sind nicht anwendbar, weil die Kriterien sich nicht standardisieren lassen. »Heiler im Test« soll dazu beitragen, *eigene* Kriterien zu entwickeln, aus dem Vergleich der Meinungen aus berufenem Munde.

Sieben Heiler aus verschiedenen Ländern haben am »Heiler-Test« teilgenommen, einige sehr prominente Vertreterinnen und Vertreter ihres Fachs, zum Teil auch der Öffentlichkeit weniger bekannte, die aber als Repräsentanten für eine bestimmte Methode stehen, in alphabetischer Reihenfolge:

- Rosalyn Bruyere, Auraseherin und Heilerin aus Los Angeles, USA (siehe Kapitel 4)
- Martine Busch, Psychologin und Therapeutic-Touch-Lehrerin aus Utrecht, Holland (siehe Kapitel 1)
- Rolf Drevermann aus Deutschland, »Heiler im Exil« in Ibiza, Spanien (siehe Kapitel 5)
- Dr. Leonhard Hochenegg, Arzt und Heiler aus Hall/Tirol in Österreich. Er wurde auch bekannt durch spektakuläre Fernsehauftritte, wo er mit seinen Ener-

gien Zigaretten in Aschenbechern rollen ließ, ohne sie zu berühren. Seine Praxis in der Nähe von Innsbruck ist überlaufen.

- Jürgen Kindler, Reikimeister seit 8 Jahren, aus Frankfurt. Er ist im Vorstand der Reiki-Alliance, einer von insgesamt drei Reiki-Organisationen in Deutschland, die untereinander auf Kriegsfuß stehen, über die »reine Lehre« und über das liebe Geld. Neben den organisierten Reikimeistern gibt es noch die große Gruppe der »Freien«.
- Dr. Eli Lasch, in Hamburg geboren, Arzt mit Heilerpraxis in Berlin. Lasch kam ins Rampenlicht der Öffentlichkeit über zwei Auftritte in der Talkshow »Schreinemakers Live«, bei denen er mehrere Minuten lang seine Energien über die Fernsehnation (7 Millionen Zuschauer) ausbreitete.
- Pamela Sommer-Dickson, Heilerin aus Meikirch in der Schweiz. Die gebürtige Niederländerin, die sich am liebsten »spirituelle Psychotherapeutin« nennt, ist eine der populärsten Heilerinnen der Schweiz. Sie ist im Vorstand des Schweizer »Verbandes für natürliches Heilen«.

Sie alle waren bereit, Rede und Antwort zu stehen, auch wenn es um heikle Fragen ging, wie zum Thema »Geld« oder zur »eigenen Aus- und Weiterbildung«. Die Fragen an jede Heilerin, an jeden Heiler wurden gleichlautend und in derselben Reihenfolge gestellt. Insgesamt 22 Fragen zu fünf grundsätzlichen Aspekten des Heilens vom Thema »Was ist Energie für Sie?« bis »Ist Heilen erlernbar?« Und auch zu der Frage, die viele Kranke besonders beschäftigt: »Wie kann man einen Heiler von einem Scharlatan unterscheiden?« gibt es viele Tips und Hinweise.

»Heiler im Test« soll jeder Leserin, jedem Leser vor allem die Chance geben, sich ein eigenes Bild zu machen, um anhand dieser Kriterien später selbst entscheiden zu können, wer ein echter Heiler und wer ein Scharlatan ist. Darum kommen die Heiler ausführlich selbst zur Rede. In der Heilerszene, einer Art Disneyland der Psyche, tummelt sich eine Vielzahl von Scharlatanen und Möchtegern-Heilern, die sich nach der Teilnahme an zwei Workshops als Meister ausgeben. Und es gibt auch Abzocker, die die Notsituation der Kranken beim Griff nach dem »letzten Strohhalm« schamlos ausnutzen. Die Kranken in ihrer Verzweiflung sind besonders in den Staaten, wo die Heiler ausgegrenzt sind, gezwungen, in einer Art »New Age-Esoterik-Alternativmedizin-Sumpf« nach den seltenen und für sie richtigen Heilern zu suchen, die lebensrettend sein könnten.

Thema 1: Energie

Im Zusammenhang mit Heilen herrscht beim häufig verwendeten Begriff »Energie« komplette Verwirrung. Die Interpretationen in der Szene reichen von »feinstofflichen« über »göttliche« bis zu »universellen« Energien. Nicht weniger verwirrend sind die Ansichten, woher die Energien kommen, mit denen geheilt wird, oder wie Heilen mit Energie funktioniert. Dementsprechend vielfältig sind auch die Berufsbezeichnungen, die sich Heiler geben, vor allem wenn sie noch dazu in Ländern leben, wo sie sich nicht offiziell als Heiler deklarieren dürfen.

(I) **ROSALYN BRUYERE:** Ich bin spirituelle Lehrerin, Pastorin und Heilerin seit 29 Jahren. Beim Heilen fülle ich das Energieniveau des Patienten zunächst auf. Dann wird Heilenergie speziell dorthin geschickt, wo der Patient erkrankt ist. Unter Energie verstehe ich Licht, das ich bei der Heilung willentlich abgebe, das wurde ja im Labor mit physikalischen Methoden gemessen und sichtbar gemacht. Licht verschiedener Wellenlänge, also verschiedener Farben, elektromagnetische Schwingungen, die ich in meinem Körper verändern kann. Darüber hinaus hat die Energie noch Komponenten, die sicher zu den Mysterien der Schöpfung gehören. Aber der Patient spürt die Energie, wenn er nichts spürt, fließt nichts. Die Energie bringe ich aus der Mutter Erde hoch, modifiziere sie in meinem Körper und leite sie dann durch meine Hände zum Patienten.

(II) **MARTINE BUSCH:** Ich bin Psychologin und Therapeutic-Touch-Lehrerin. Ich bin keine Heilerin, ich verfüge über keine paranormalen Fähigkeiten, ich mache Therapeutic-Touch-Behandlungen bei Patienten. Wirklich, ich weiß es nicht, wie Heilen mit Energie funktioniert. Therapeutic Touch könnte man als Energieaustausch bezeichnen, ich bin ein offenes Energiesystem, der Klient auch, und ich gebe als Kanal dem Patienten Energie. Die Energie ist die Lebenskraft, die die Chinesen »Chi« nennen oder die Inder »Prana«. Wir nehmen sie aus der Umwelt auf, sie ist überall. Es ist nicht meine Energie. Ich weiß manchmal gar nicht, ob ich bei der Behandlung Energie schicke oder mein Bewußtsein übertrage.

(III) **ROLF DREVERMANN:** Ich suche noch immer nach einer Bezeichnung für das, was ich bin. Ich bin kein Wunderheiler. Wie Heilen funktioniert … auch dafür suche ich immer noch nach einer Erklärung. Wer glaubt, dem braucht man es nicht zu erklären, wer nicht glaubt, dem kann man es nicht erklären. Heilkraft, Gottes Wille, das ist für mich Energie. Ich bete, und die Energie kommt von oben.

(IV) **DR. LEONHARD HOCHENEGG:** Ich bin Arzt, daß ich Heiler bin, gehört dazu. Bestimmte Energien können übertragen werden, dadurch werden Fehlfunktionen beim Patienten gebessert. Es gibt einerseits Energien im physikalischen Sinn, dazu noch, vielleicht weiter gefaßt, Energien, die sonst nicht erfaßbar sind. Der genaue Wirkungsmechanismus des Heilens ist nicht bekannt, man muß damit zufrieden sein, daß die Energien wirken.

(V) **JÜRGEN KINDLER:** Ich bin Reikimeister. Ich lade die Batterien des Patienten durch Reiki auf. Reiki ist eine besonders leichte Form, an diese Energie zu kommen, die wir im Christentum das Göttliche oder Heiliger Geist nennen. Im Grund und in der Intention sind wir uns gleich, ein Schamane, ein Heiler, ein Reikimeister, wir wollen Menschen helfen. Aber der Schamanenweg ist bestimmt viel intensiver als der des durchschnittlichen Reikimeisters. Der Schamane muß viel mehr wissen, die haben eine andere Tiefe. Die Energie kommt von einem höheren Wesen.

(VI) **DR. ELI LASCH:** Ich bin Heiler, nicht Geistheiler. Ich heile nicht den Geist und nicht durch den Geist. Ich glaube, die Energie, die bei mir läuft, regt etwas beim Patienten an. Was Energie ist, da bin ich nicht sicher. Das, was die Welt und alles bewegt? Ich weiß nicht, woher die Energie kommt.

(VII) **PAMELA SOMMER-DICKSON:** Ich bin spirituelle Psychotherapeutin, niemand ist ein Heiler. Die bedingungslose Liebe heilt, dann ist alles möglich. Energie ist eine nicht wahrnehmbare Schwingung, die immer da ist. Es ist eine göttliche Kraft, sie kommt von oben. Nicht ich heile, sondern durch mich wird geheilt.

Thema 2: Hand auflegen und dann Hand aufhalten? Das liebe Geld …

Für alle, die einen Heiler aufsuchen, gehört es zu den wichtigsten Fragen, was so eine Behandlung kostet, wie oft eine Behandlung notwendig ist und wie lange sie dauert. Viele Patienten hoffen auf Wunder, bereits bei einer einmaligen Behandlung. Ist so etwas überhaupt möglich? Alle, die heilen, sagen, daß sie die Energie zum Heilen aus der Erde oder »von oben« bekommen, daß es also nicht ihre persönlichen Energien sind. Warum sollte der Patient für etwas zahlen, das nicht von den Heilern selbst kommt?

(I) ROSALYN BRUYERE: Je nach Einkommen des Patienten kostet eine Behandlung bei mir zwischen 50 und 150 DM, manchmal auch gar nichts. Die erste Behandlung ist immer umsonst. Im Durchschnitt sind zehn bis 15 Behandlungen notwendig, das hängt natürlich von Krankheit und Patient ab. In der Regel dauert eine Behandlung 45–60 Minuten, es ist sehr selten, daß eine einmalige Behandlung ausreicht. Heiler, die von ihrer Praxis leben, können nicht umsonst behandeln. Wir hatten diese Diskussion in Amerika vor vielen Jahren. Eine gute Orientierungshilfe für Heiler sind die Honorare von Therapeuten. Der Patient zahlt nicht für die Energie, sondern für die Zeit, die ich für ihn aufwende.

(II) MARTINE BUSCH: Therapeutic-Touch-Kurse (35 Stunden) kosten etwa 900 DM. Bei mir ist die TT-Behandlung Teil der psychotherapeutischen Sitzung, aber für eine reine Therapeutic-Touch-Behandlung ist unsere Empfehlung: 30 DM für eine halbe Stunde. Es hängt von der Krankheit ab, wie viele Behandlungen notwendig sind, ich möchte auch unterscheiden zwischen »heilen« und »kurieren«. Es gibt so viele chronische Krankheiten, bei denen Therapeutic Touch über Monate und Jahre, sozusagen endlos, zur Anwendung kommt, eine Behandlung etwa alle zwei Wochen, wie die Physiotherapie. Bei akuten Krankheiten oder Verletzungen, einem Bruch oder einer Infektion, kann man jeden Tag eine Behandlung geben, für 1–2 Wochen. Eine Therapeutic-Touch-Behandlung dauert ca. 10–25 Minuten. Nur sehr selten, wenn der »richtige Moment« erwischt wird, reicht eine einmalige Behandlung aus. Wenn jemand ein guter Heiler ist und gleichzeitig ein guter Therapeut, dann ist es völlig o.k., dafür ein Honorar zu verlangen.

(III) **ROLF DREVERMANN:** Ich wünsche mir 100 DM pro Behandlung, aber sozial Schwache bekommen bei mir Behandlungen und auch finanzielle Hilfe für Reisekosten aus einem Fond bezahlt. Dafür wurde jetzt der Förderverein gegründet. Ich halte eine Serie von 4–5 Behandlungen innerhalb weniger Tage für besonders gut. Eine Behandlung bei mir dauert zwischen 5 und 40 Minuten. Einmalige Behandlungen reichen nur sehr selten aus. Auf die Frage »Sollten Heiler nicht umsonst behandeln?« stelle ich die Gegenfrage: Wovon sollen Heiler dann leben?

(IV) **DR. LEONHARD HOCHENEGG:** Eine Behandlung bei mir mit Untersuchung, Medikamenten und Handauflegen kostet 90 DM. Jede Krankheit braucht eine unterschiedliche Zahl von Behandlungen, im Schnitt vielleicht zehn. Fälle, wo eine einmalige Behandlung ausreicht, gibt es auch, die liegen bei ca. 10 Prozent. Eine Behandlung dauert bei mir 15–20 Minuten. Umsonst kann man nicht behandeln, da gibt es auch wirtschaftliche Überlegungen, wenn man pro Monat sehr viel Steuern zahlen muß, geht das nicht kostenlos.

(V) **JÜRGEN KINDLER:** Eine Einzelbehandlung kostet bei mir zwischen 50 und 120 DM und dauert 60 Minuten. Was die Reiki-Ausbildung anbelangt: Die offiziellen

Preise der Reiki Alliance sind 350 DM für den ersten Grad (Wochenendkurs oder 4 Abende), 1200 DM für den zweiten Grad (nur 2 Tage), und die Reikimeister-Ausbildung (dritter Grad, zwei Wochen verteilt auf ein Jahr) kostet 20 000 DM. Bei Reiki, ob Ausbildung oder Behandlung, wird eher ein Prozeß angestoßen. Man braucht mehrere Behandlungen, eine Empfehlung war lange, vier Behandlungen an vier aufeinanderfolgenden Tagen. Reiki ist langsam und sanft, wie mit einer Gießkanne werden die Energien unspezifisch auf den Patienten verteilt, darum dauert es länger, bis Wirkungen eintreten. Der zu Heilende sollte an seiner Heilung aktiv beteiligt sein durch einen Austausch in Form von Geld. Das hat sich in der Reiki-Geschichte durch die Erfahrung unseres Gründers Dr. Usui, eines japanischen Mönchs, ergeben. Er merkte, wenn er nicht auf den Austausch achtete, wurde die Sache nicht wertgeschätzt. Ich finde es fair, wenn derjenige, der heilt, auch einen Austausch in Form von Geld bekommt.

(VI) **DR. ELI LASCH**: Die erste Behandlung eines Patienten kostet bei mir mit Anamnese 250 DM, ansonsten 100 bis 150 DM. Einige wenige Patienten zahlen nur 20 DM. Eine Behandlung dauert 30–45 Minuten. Fünf, sechs Behandlungen sind im Schnitt notwendig, bei positiver Reaktion des Patienten. Eine einmalige Behandlung reicht nur sehr selten aus. Eine Ausnahme ist hier das Heilen durch das Fernsehen, da werden die Energien irgendwie so gebündelt, daß einmalige Energieübertragung ausreicht. Ich habe ganze Ordner von solchen Fällen, die mir nach Fernsehsendungen geschrieben haben. Grundsätzlich bin ich dagegen, etwas umsonst zu machen. Der Patient muß etwas dazu geben, um geheilt zu werden.

(VII) **PAMELA SOMMER-DICKSON:** Ich lebe von meinem Unterricht, von meinen Kursen. Bei Behandlungen arbeite ich nur auf Spendenbasis. Eine Behandlung dauert 15–45 Minuten. Wie viele Behandlungen notwendig sind, ist unterschiedlich, bei Knochenerkrankungen und Krebs viele. Von 60–100 Patienten brauchen im Schnitt ca. 15 Fälle nur eine einmalige Behandlung. Man sollte aus dem Heilen kein Geschäft machen. Ich kenne sehr reiche Heiler.

Thema 3: Tips der Heiler: Was können sie heilen, und wie sind Scharlatane zu erkennen?

Besonders bei chronischen Krankheiten und schweren Krankheiten mit tödlichem Verlauf, wo die Schulmedizin außer Schmerzen zu lindern nichts mehr tun kann, bleibt den Patienten zum Schluß nur noch der Gang zum Heiler als letzte Möglichkeit. Können Krankheiten wie AIDS, Krebs oder Alzheimer überhaupt geheilt werden? Oder gibt es eine Spezialisierung auf verschiedene Krankheiten unter den Heilern? Und welche Tips können gerade sie den Kranken geben, um Scharlatane zu erkennen?

(I) **ROSALYN BRUYERE:** Krankheiten wie z. B. Arthritis, Entzündungen, Herz-Kreislaufkrankheiten, Augen- und Hauterkrankungen sind durch Heilen gut behandelbar. Bei neurologischen Krankheiten, z. B. Multipler Sklerose, haben wir wenig Erfolg. Bei Krebs haben wir Erfolge im Frühstadium, im Fall von Alzheimer können wir nur gewisse Symptome beeinflussen. Von meinem Center in L. A. aus haben von mir ausgebildete Heiler und ich langfristig in AIDS-Initiativen mitgearbeitet und den Kranken auch beigebracht, sich gegenseitig zu behandeln. Unsere AIDS-Patienten leben ca. 2–3 Jahre länger, bei besserer Lebensqualität. Heiler und Scharlatane, zunächst ein grundsätzlicher Hinweis: Beim Heiler muß man sich nie ausziehen! Und das Wichtigste für die Wahl des richtigen Heilers überhaupt: Wenn ein Patient die Energie des Heilers nicht spürt, sollte er sich von dieser Person nicht weiter behandeln lassen!

(II) **MARTINE BUSCH**: Therapeutic Touch (TT) ist grundsätzlich keine Heilbehandlung für schwere Krankheiten. Es wurde für Krankenschwestern entwickelt, als zusätzliche Pflegebehandlung, also für Beschwerden, die im Krankenhaus auftreten: Menschen haben starke Schmerzen, sie stehen unter Streß, sie haben Schlafstörungen, es ist ihnen übel, sie haben Angst. Dabei kann TT sehr helfen. Es gibt keine Krankheiten, bei denen man TT nicht einsetzen kann, aber die Krankheit selbst kann TT nicht behandeln. Nehmen wir AIDS-Patienten, sie leiden, sie haben Schmerzen und Ängste und setzen sich mit Todesangst auseinander. Heilen mit TT bedeutet hier, ihnen zu helfen, zu größerem Frieden zu finden, körperlich, spirituell und psychologisch. Bei Krebs kann TT vielleicht helfen, Leben zu verlängern, ganz sicher aber kann man die Lebensqualität entscheidend verbessern. Für die Unterscheidung Heiler und Scharlatane habe ich viele Tips: Bei einem Heiler müssen sich Patienten niemals ausziehen, wer das verlangt, ist ein Scharlatan. Richtige Heiler verlangen niemals zuviel Geld, wer über 100–150 DM für eine Behandlung verlangt, ist ein Scharlatan. Heiler machen kein Heilversprechen oder Aussagen über die schulmedizinsche Behandlung. Wenn ein Heiler sagt: Sie brauchen keine Medikamente mehr zu nehmen, sollte man den Heiler wechseln oder ihn auffordern, mit zum Hausarzt zu gehen und das zusammen zu besprechen. Der Patient muß seinen kritischen Verstand einschalten: Die Tatsache, daß jemand ein Heiler ist und über paranormale Fähigkeiten verfügt, bedeutet nicht, daß alles, was er sagt, richtig ist oder er automatisch ein guter Mensch ist. Ich glaube nicht an die häufige Annahme, jemand, der paranormale Fähigkeiten hat, müsse auch von der menschlichen Seite oder von der Spiritualität her besser sein als andere.

(III) **ROLF DREVERMANN:** Ob es Krankheiten gibt, die ich besonders gut heilen kann? Alles ist Gottes Wille, ich kann nichts versprechen. Ich weiß auch nicht, welche Krankheiten ich überhaupt nicht behandeln kann. Auch bei AIDS weiß ich das nicht. Bei Krebs habe ich vielen Menschen geholfen, mit Alzheimer war ich noch nie konfrontiert. Ein Heilversprechen zu machen ist grundsätzlich unseriös. Ich kenne einen Heiler, der hat einer Patientin von mir gesagt: »Ich heile Sie, und das kostet 2000 Mark.« Solche Forderungen sind natürlich unseriös.

(IV) **DR. LEONHARD HOCHENEGG:** In erster Linie kann man psychosomatische Krankheiten gut mit Heilen behandeln. Vielleicht läßt sich jede Krankheit damit bessern, aber ausheilen nur 50–60 Prozent. Bei Krebs gibt es sehr viele Fälle von Besserungen durch Heilen mit Handauflegen, auch Fälle, die ausheilen. Bei AIDS gibt es vielleicht eine leichte Besserung, und bei Alzheimer kann man vielleicht den vorzeitigen Gehirnabbau bremsen. Man kann Scharlatane und Heiler nicht endgültig unterscheiden, es gibt auch Scharlatane, die heilen können, und echte Heiler, die Mißerfolge haben. Man muß es selbst ausprobieren. Aber wenn ein Heiler teuer ist oder 10 000 Mark Vorauszahlung will, dann sieht man, daß es nur auf das Geld hinausläuft.

(V) **JÜRGEN KINDLER:** Nein, es gibt keine Krankheiten, die ich mit Reiki besonders gut heilen kann. Bei Krankheiten mit definitiv tödlichem Verlauf bringt Reiki manchmal nur eine Linderung. Aber das ist auch subjektiv, manchmal sterben Leute dann glücklicher, es gibt Fälle, wo Leute tiefe Erfahrungen mit Reiki machen und dann sogar schneller sterben, weil sie einfach ihren Frieden gemacht haben. AIDS, Krebs, Alzheimer kann man mit Reiki nicht heilen. Wer einen Reikimeister von einem Scharlatan unterscheiden will, dem sage ich, keine falsche Obrigkeitshörigkeit, den gesunden Menschenverstand eingeschaltet lassen. Sich herumfragen, ob es schon Erfolge bei Behandlungen gab. Auf Bescheidenheit achten. Für Reikimeister gibt es gezielte Fragen: Können Sie Ihre Meisterlinie nachweisen bis zu Furumoto, die heute als wichtigste Person bei der Weiterentwicklung von Reiki gilt? Wenn Reikimeister ihre Linie nicht wissen, ist das ein Kriterium, eine Art mangelnder Sorgfältigkeit, bei Leuten, die schnell ausgebildet wurden. Oder es gibt Linien, da treten innerhalb von zwei Jahren 10 Generationen auf, in zwei Jahren 10 Leute auszubilden, die dann nach einem Monat schon wieder einen Reikimeister ausbilden, der dann schon wieder … Leider gibt es Leute, die mit Reiki einen Reibach machen, und daher kommt die Inflation an Reikimeistern, was ich bedaure. Es ist einfach so, daß die reale Welt Reiki eingeholt hat.

(VI) **DR. ELI LASCH:** Heilen mit Energie hilft besonders bei Schmerzen, auch bei Tumoren und Augenerkrankungen. Wenig Erfolg gibt es bei MS, aber es gibt keine unheilbaren Krankheiten, nur unheilbare Patienten. Zu AIDS kann ich noch keine Aussagen machen. Heilen hilft bei Krebs, bei Alzheimer nicht. Ein Heiler darf keine Heilversprechen machen und keine Abhängigkeit beim Patienten erzeugen: Der Patient kommt, wird behandelt, zahlt und geht nach Hause.

(VII) **PAMELA SOMMER-DICKSON:** Ich heile nicht, aber durch mich wird geheilt: Osteoporose, Hauterkrankungen und Tumore. Es gibt keine Krankheiten, die man nicht durch Heilen behandeln kann, alles ist möglich. Bei Alzheimer habe ich noch keinen Fall von

Genesung gesehen, bei Krebs sehr wohl, im Fall von AIDS kann man Symptome lindern und Leben verlängern. Wie man Heiler von Scharlatanen unterscheidet: Ein Heiler macht keine Versprechungen, verbietet keine ärztlichen Behandlungen. Kranke müssen sich nicht ausziehen!

Thema 4: Weiterbildung – Kein Thema für Heiler mit »göttlicher Energie«?

Die Frage nach der Zusammenarbeit von Heilern mit Ärzten und anderen Wissenschaftlern ist nicht nur wichtig, damit die Heiler über sich und ihre Fähigkeiten mehr erfahren, sondern auch damit sie ihr Wissen und ihre Kenntnisse erweitern. Müssen sich auch Heiler weiterbilden? Heilen ist Kunst und Handwerk gleichzeitig, die Begabung dazu ist eine Voraussetzung. Aber muß ein Heiler wie jeder Künstler üben, trainieren und auf die eigenen, speziellen Lebensumstände achten? Ein Konzertpianist übt täglich und legt auf die Beweglichkeit seiner Hände besonderen Wert. Was tun die Heiler für ihre Fähigkeiten, für ihre Energien?
(I) **ROSALYN BRUYERE:** Ich habe zum Thema »Aura« eine siebenjährige Studie an der University of California mitgemacht. Dazu war ich Testperson bei drei Studien an der Menninger-Klinik über physikalisch meßbare Kräfte, die beim Heilen auftreten. Ich habe immer den Kontakt zu Ärzten und Wissenschaftlern gesucht und gefunden, in Deutschland war ich im Labor des Quantenphysikers Popp, da wurde die Heilenergie aus meinen Händen sichtbar gemacht, und die Biophotonen wurden gemessen. Seit vielen Jahren lese ich regelmäßig medizinische Fachzeitschriften. Für meine Kräfte als Heilerin

trainiere ich täglich mit Meditation und Atemtraining. Fünfmal pro Woche mache ich Qigong, Tai Chi und Karate und etwas Bodybuilding. Dazu kommt eine spezielle proteinreiche Diät, mit viel Gemüse und Fisch. Für meine Weiterbildung halte ich engen Kontakt mit Wissenschaftlern und bin in einem ständigen Erfahrungsaustausch mit Heilern aus Tibet und China und in den USA mit Indianern. Beim Erfahrungsaustausch mit anderen Heilern und auch mit meinen Schülern lasse ich mich regelmäßig behandeln, um deren Energien und Methoden zu erfahren. Andere Behandlungen bekomme ich auch, regelmäßige Massagen, dazu alle 3–4 Monate chiropraktische Behandlungen. Ich mache seit mehr als 10 Jahren eine Therapie mit Selbstanalyse, unerläßlich für alle, die mit Menschen arbeiten.

(II) **MARTINE BUSCH:** Über Therapeutic Touch gibt es viele Studien, ich war aber nie Testperson. Für meine Kräfte als TT-Therapeutin trainiere ich, ich mache Übungen zum Zentrieren. Das Zentrieren ist eine spezielle Art der Meditation. Es gibt sonst nichts im Lebensstil, Diät oder ähnliches, für mich zu beachten. Eins ist wichtig: Selbstkritik und Selbstreflexion, man muß wissen, wer man selbst ist, bevor man anderen hilft. Für meine Weiterbildung besuche ich Therapeutic-Touch-Kurse, bei Krieger und Kunz, die diese Methode entwikkelt haben. Und ich spreche viel mit anderen, beim Unterricht bekomme ich viele Rückmeldungen von den Krankenschwestern. Wenn ich gestreßt bin, Kopfschmerzen habe, bekomme ich TT-Behandlungen von anderen. Ich bin gesund und gehe praktisch nie zum Arzt. Supervision, also eine Art Überwachung meiner Entwicklung, bekomme ich von einer Ärztin, sie ist zusätzlich eine paranormale Heilerin. Sie arbeitet an unserem Institut in Utrecht, mit ihr kann ich alles besprechen, Erfahrungen, meine Entwicklung, Fragen.

(III) **ROLF DREVERMANN:** Studien über mich liegen nicht vor, ich habe auf diese Weise nie mit Ärzten und Wissenschaftlern zusammengearbeitet. Ob ich meine Kräfte trainiere – ich bete jeden Tag, speziell den Rosenkranz. Training mache ich nicht. Lebensstil, Diät, ich sehe das alles nicht so eng. Man wird bei der Arbeit weitergebildet. Ich lerne auch durch Gebet und Glauben. Ich lasse mich nicht regelmäßig von anderen Heilern behandeln, ich habe einen Freund, der Arzt ist. Nein, andere Behandlungen bekomme ich auch nicht.
(IV) **DR. LEONHARD HOCHENEGG:** Es liegen keine Studien über mich vor. Ich kenne meine Schwachstellen und weiß, wo meine Schwerpunkte sind. Ob ich für meine Kräfte trainiere? Das Training habe ich jeden Tag, weil ich jeden Tag mindestens 100–150 Leute behandele. Ich bin Vegetarier und esse hauptsächlich nur Rohkost, das ist für mich die richtige Ernährungsform. Zur Weiterbildung bin ich mit amerikanischen Datenbanken in Verbindung, und ich lese viel. Auch um bei unheilbaren Krankheiten nach pflanzlichen oder alternativen Therapiemöglichkeiten zu suchen. Mir fehlt nichts. Wenn ich doch mal krank bin, gehe ich ab und zu zu einem Schulkollegen, einem praktischen Arzt, und lasse mir etwas aufschreiben. Ich selber bin noch nie von einem Heiler behandelt worden. Von anderen Behandlungen etc. halte ich nichts.
(V) **JÜRGEN KINDLER:** Es liegen keine Studien über mich oder über Reiki vor. Wenn es jemand gäbe, der das macht, wäre ich gerne bereit, es mitzumachen. Als Training für meine Kräfte gebe ich mir selbst ein paarmal die Woche für eine halbe Stunde Reiki, das heißt mir selbst Energie. Lebensstil, Diät, nein, ich bemühe mich, immer mehr Ehrlichkeit in meinem Leben zu realisieren. Zur Weiterbildung besuche ich Konferenzen und Fort-

bildlungen über Reiki. Regelmäßig werde ich einmal pro Woche von anderen mit Reiki behandelt.

(VI) **DR. ELI LASCH:** Leider habe ich bislang nicht mit Ärzten oder Wissenschaftlern bezüglich Studien zusammengearbeitet. Für meine Kräfte als Heiler trainiere ich nicht, es gibt auch nichts, was ich bezüglich Lebensstil, Diät berücksichtigen muß. Auf die Frage, was ich für meine Weiterbildung als Heiler tue, stelle ich die Gegenfrage: Was sollte ich tun? Von anderen Heilern in meiner Praxis werde ich manchmal behandelt, wenn bei mir etwas los ist. Andere Behandlungen bekomme ich nicht.

(VII) **PAMELA SOMMER-DICKSON:** Nein, es liegen keine Studien über mich vor, außer Dokumentationen von Fällen. Für meine Kräfte als Heilerin brauche ich eine meditative Lebensform. Ich versuche immer, ganz in der Gegenwart zu sein. Tai Chi würde ich gern machen, habe aber nie Zeit. Ich esse kein Fleisch und trinke viel warmes, gekochtes Wasser. Für meine Weiterbildung habe ich Kontakt mit der geistigen Welt, konkrete Kurse habe ich nie gemacht. Ich lasse mich nicht oft von anderen Heilern behandeln, ich bekomme Heilung direkt von der geistigen Welt. Andere Behandlungen, Massagen etc. bekomme ich nicht.

Thema 5: Wie steht es um die Ausbildung der nächsten Generation von Heilern, oder fallen die Meister vom Himmel?

Für viele Menschen, die Interesse an diesem Gebiet haben, stellt sich die Frage, ob man als Heiler geboren wird oder ob Heilen erlernbar ist. Wenn sich jemand entscheidet, Heilen lernen zu wollen, beginnen erst die Schwierigkeiten. Das Wie-Wo-bei Wem- und wie lange die Ausbildung dauert, ist nirgendwo festgeschrieben und steht in keinem Vorlesungsverzeichnis. Jeder muß es für sich selbst herausfinden – dazu die Ratschläge der Heiler.

(I) **ROSALYN BRUYERE:** Jeder Mensch kann heilen. Heilen ist erlernbar. Aber es ist wie mit der Musik, einige klimpern die Tonleiter, andere spielen Chopin. Bach und Beethoven sind außergewöhnlich und einzigartig, Mozart hat bereits als Kind komponiert. Aber alle diese Menschen haben gelernt und viel geübt. Mein Rat an jemanden, der gern Heiler werden möchte: Finde einen Lehrer, dessen Art zu heilen du magst. Nimm dir viel Zeit und erlaube Dir, Dich zu verändern. Fang damit an, anderen Energie zu geben, um Praxis zu bekommen. Ich habe über 7000 Personen weltweit unterrichtet, 300 von ihnen wurden gute, professionelle Heiler. Die Ausbildung dauert bei mir über 7 Jahre, wie lange, das hängt von den einzelnen Personen ab.

(II) **MARTINE BUSCH:** Um ein paranormaler Heiler zu werden, braucht man ein ganz spezielles Talent. Therapeutic Touch (TT) dagegen kann jeder lernen, genauso wie jeder es lernen kann, die Tonleiter und später kleine Stücke auf dem Klavier zu spielen. Was ich jemand rate, der Heiler werden möchte: Mach Therapeutic-Touch-Kurse. Bis Juli 1997 haben wir in Utrecht etwa 1000 Personen in TT ausgebildet, ich persönlich ein Drittel davon. Ein TT-Kurs dauert 35 Stunden, 7 Tage in 3 Monaten. Danach gibt es noch weiterführende Kurse. Aber zwischen jemandem, der TT gut gelernt hat, und einem Heiler liegen noch Welten.

(III) **ROLF DREVERMANN:** Jeder hat die Veranlagung zum Heilen, aber unterschiedlich ausgeprägt. Wenn jemand die Fähigkeit hat und wirklich helfen will, kann er sich bei mir melden. Ich habe noch keine Heiler ausgebildet.

(IV) **DR. LEONHARD HOCHENEGG:** Zum Heilen müssen angeborene Fähigkeiten vorhanden sein, der Rest kann antrainiert werden. Mein Rat an alle, die Heiler werden wollen: Eine gute medizinische Ausbildung zu machen und sich dann auf dieses Gebiet zu spezialisieren. Ich habe viele Ärzte bei mir gehabt, die hier ein halbes Jahr gearbeitet haben und dann ähnliche Wege wie ich gegangen sind. Ich habe etwa 150 Patienten pro Tag und arbeite bis spät nachts. Um Mitternacht fangen wir hier erst richtig an. Ich schlafe von etwa 4 Uhr bis 7 Uhr morgens, das ist einfach mein Lebensstil, das reicht. Ich frage auch nicht, wie kann ein Mensch 10 Stunden in einem Gasthaus sitzen und rauchen. Patienten, die hierher nach Österreich kommen, verweise ich auch an Ärzte in Deutschland, die nach meinen Kriterien arbeiten.

(V) **JÜRGEN KINDLER:** Sehr selten werden Leute als Reikimeister oder als Heiler geboren. Aber jeder kann Reiki lernen, vielleicht will er ja nur den ersten Grad machen. Wer Reikimeister werden will, dem rate ich, er soll zuerst mit 10 Reikimeistern sprechen und sie sich sehr gut anschauen. Dann soll er sich bei seinem Meister viel Zeit lassen, um wirklich in die Energie hineinzuwachsen. Ich habe bisher 300 Personen bis zum ersten Grad und insgesamt 6 Reikimeister ausgebildet. Die Meisterausbildung umfaßt ca. 14 Tage in einem Jahr und dazu Assistenz bei Kursen.

(VI) **DR. ELI LASCH:** Als Heiler bringt man die Anlagen mit, man kann Heilen nicht erlernen. Mein Rat an jemanden, der Heiler werden möchte: Er soll von einem guten Heiler geprüft werden, ob er die Kräfte besitzt. Ich bilde in meiner Praxis aus und gebe Zertifikate, wenn jemand bei mir erfolgreich arbeitet. Die Ausbildung zum Heiler dauert bei Ärzten und Heilpraktikern in meiner Praxis mehrere Wochen bis Monate.

(VII) **PAMELA SOMMER-DICKSON:** Alle Menschen haben prinzipiell die Gabe zu heilen. Alle können Klavierspielen lernen, aber nur einige werden Konzertpianist. Wer Heiler oder Heilerin werden will, denen rate ich, mit guten Heilern zu sprechen und Kurse zu besuchen. Später dann vorsichtig zu beginnen, bei Freunden die Hände aufzulegen. Ich habe ca. 40 Personen zu Heilern ausgebildet. Die Ausbildung dauert ein Leben lang.

7

Schlange, Raben, Bäume – Heilung durch Natur

Die erfrischenden Winde von San Francisco und der Küste Kaliforniens lagen weit hinter uns. Tagelang waren wir auf kleinen kurvenreichen Straßen durch immer neu auftauchende Bergketten gefahren. Über den Bergen flimmerte die Hitze, in der Thermik über den Tälern kreisten träge und ausdauernd die Geier, mit ihrem braunen Gefieder und weißem Federkranz am hinteren Teil der Flügel. Wir waren unterwegs zu einem rätselhaften Treffpunkt in einer Kleinstadt in den Bergen. Immerhin sollte es dort eine Tankstelle geben, denn eine Tankstelle auf der rechten Straßenseite am Ortsausgang war als Treffpunkt verabredet worden. »Unsere Adresse und Wegbeschreibung«, so hatte der Medizinmann und Zero Chief Hyemeyohsts Storm uns mitteilen lassen, »können und werden wir euch nicht geben, wir geben sie niemandem, und ihr würdet uns ohnedies auch gar nicht finden. Wir leben sehr zurückgezogen und haben kein Interesse daran, daß hierher Menschen kommen, die wir nicht eingeladen haben. Über den Ort, wo wir wohnen, werdet ihr später Schweigen bewahren. Bis dahin braucht ihr nur zu wissen, daß euch jemand an der Tankstelle erwarten wird, dieser Person folgt ihr dann mit dem Auto.« Rätselhaftes Amerika, viele Tage waren wir unterwegs gewesen, um den Boten eines Medizinmanns ausgerechnet an einer Tankstelle zu treffen. War dies hier etwa konspirativ gemeint? Als Journalisten hatten wir Informanten schon an den wundersamsten Orten aufgesucht. Aber einen Ozean und den amerikanischen Kontinent zu überfliegen, dann tagelang weiter mit dem Auto, um eine uns unbekannte Verbindungsperson zu treffen, die uns dann weiter zu einem unbekannten Treffpunkt führen sollte, nein, das hatten wir noch nicht erlebt. Aber der Wunsch, ein langes Interview zu führen über die legendenumwobenen Heilungskräfte großer Medizinleute, war stärker als alle Unsicherheiten der Reise.

Eichen, Buchen und vereinzelt kleinere Baumgruppen von Redwoods, den Giganten der ursprünglichen kalifornischen Wälder, spendeten Schatten. Wo keine Bäume wuchsen, hatte die Sonne jetzt im Hochsommer das Gras braungefärbt und ausgedörrt. Ein toter wilder Truthahn lag ausgetrocknet und mumifiziert am Straßenrand, Eulenfedern fanden wir bei einer Rast unter Bäumen.

Viele Stunden hatten wir kein anderes Auto, keine Menschen, nicht einmal mehr Häuser gesehen, als wirklich die Tankstelle auf der rechten Straßenseite auftauchte und uns dort tatsächlich eine Frau mit einem Allrad-Geländewagen erwartete. Zweifelnd schaute sie nach kurzer Vorstellung auf unseren Mietwagen. In wenigen Meilen würde die Asphaltstraße enden, und es ginge nur noch auf einer serpentinenreichen Schotterpiste die Berge hinauf. »Vielleicht schafft ihr es ja«, meinte sie abschließend, »ihr seid wirklich für ein Interview hierhergekommen? Das hat Wolf noch nie jemandem erlaubt, na ja, er weiß immer, was er tut.« Hyemeyohsts Storm, sein Medizinname ist Weißer Wolf, ist heute als 63jähriger ein berühmter Mann. Sein Buch »Sieben Pfeile« ist um die Welt gegangen, übersetzt in 45 Sprachen, ein Klassiker der Indianerliteratur.[39)] Nach jahrzehntelanger

Lehrlingszeit war er selbst Medizinmann und später Zero Chief geworden. Der Rat der Zero Chiefs bestimmte ihn als Halbblut dazu, als einziger öffentlich über ihr altes Wissen zu sprechen, eine Brücke zu schlagen zu allen Kulturen und Rassen. Wer sollte besser dafür geeignet sein als er, dessen Mutter Indianerin, sein Vater aber Deutscher war. Dem Rat der Zero Chiefs war es auch bewußt, daß beinahe alle Menschen auf der Erde, einschließlich der Indianer, Mischlinge sind. Nicht nur gab er Indianervölkern von Feuerland bis Alaska ihre Tradition der heiligen Medizinräder und ihre spirituelle Philosophie vom Planeten Erde zurück, sondern er teilte sie gleichzeitig mit den Menschen aller Hautfarben und Religionen. Einige Stämme Nordamerikas, ganze Indianernationen – ursprünglich gab es in beiden Amerikas etwa 560 verschiedene indianische Völker – hatten im Verlauf ihrer von Verfolgung geprägten Geschichte längst ihre Wurzeln verloren.

Der Platz im Zentrum des Medizinrades, dem Ort der Lehre und der Achtung, ist den Zero Chiefs vorbehalten, so war es im Amerika vor dem Eindringen der Weißen, und so ist es bis heute. Zero hat nichts mit dem englischen Ausdruck für Null zu tun, sondern steht für den Anfang. Seit mehreren zehntausend Jahren sind die Zero Chiefs die Bewahrer und Überlieferer der »Wissenschaft von der Erde«. Mit Mathematik, Philosophie, Heilkunde und Astronomie waren sie vertraut, lange bevor die Mayas in Mittelamerika ihre Pyramiden und Städte bauten. Obwohl sie die philosophischen Grundlagen für viele frühe Hochkulturen lieferten, waren sie auch immer wieder Verfolgung und Gewalt ausgesetzt gewesen. Wenn sie nicht geflohen waren, wurden sie gefoltert und ermordet. Denn sie widersetzten sich ungerechten, diktatorischen gesellschaftlichen Systemen. »Blumensoldaten« hatten sie sich stets genannt, Frauen und Männer des Friedens und Kämpfer für Gewaltfreiheit. Mit dem Herrschaftssystem der Mayas vor 2000 Jahren gerieten sie in blutige Konflikte, weil sie das Opferritual, das eine zentrale Rolle im Staatsgefüge spielte, kompromißlos ablehnten.

Als später die Spanier und mit ihnen der Katholizismus Mittelamerika eroberten, waren sie wieder einmal Verfolgung und Mord ausgesetzt, die meisten von ihnen wurden umgebracht. Andere mußten untertauchen oder ausweichen und nach Norden ziehen. Ihr viele tausend Jahre altes Wissen mußten sie geheimhalten, um sich selbst und ihre Lehren zu schützen und in der reinsten Form zu bewahren. Es gab keine schriftliche Überlieferung, der Tod aller Zero Chiefs hätte gleichzeitig das Verschwinden des gesamten Wissens bedeutet. Mit Cheyenne und Crow als Muttersprache und Englisch, ursprünglich mit einem »Reservatsakzent, so dick, daß kein Messer durchkäme«, wurde Hyemeyohsts Storm, den seine Freunde Wolf nennen, Künstler und Schriftsteller, Universitätsdozent und Sprachwissenschaftler, Medizinmann und Heiler. Er war es gewesen, der Rosalyn Bruyere in jungen Jahren für Monate bei sich aufnahm und sie heilte, als sie an Polyarthritis erkrankt war und ihre Hände von der Krankheit schon gezeichnet waren. Damals war der Weiße Wolf ihr Lehrer geworden, mit ihr ist er auch heute noch in Freundschaft verbunden.

Für ihn war es ein besonders langer Weg gewesen. Haß, Kämpfe und Hoffnungslosigkeit bestimmten seine Kindheit und Jugend. Bis er Estcheemah, weise alte Frau und Heilerin, traf. Scheinbar zufällig begegnete er ihr, sie lebte zurückgezogen in Armut, als Näherin, die für andere Leute, die sie nie zu Gesicht bekam, im Auftrag einer Firma teure Hochzeitskleider nähte. Weitgereist war sie auch, ein Zero Chief, wie er später erfahren sollte. Für andere, die sie kannten, war sie »eine Hexe« oder ein »Niemand«, eine »mächtige Medizinfrau«, die man gelegentlich mit den Stammesältesten zusammen sah, oder »eine Heilige«.[40] Als sie sich begegneten, sprach die alte Näherin nur wenig mit ihm, es war ihre Ausstrahlung, die ihn anzog. Ihre Güte, Weisheit und Liebe, nicht auf eine weiche Art, sondern entschlossen und klar, verbunden mit einem außergewöhnlich gefestigten Glauben, faszinierten ihn so sehr, daß er sie, ohne wirklich zu wissen warum, fragte, ob sie ihn lehren könne, wie man besondere Kräfte und Macht bekäme. Als Antwort gab sie ihm einen Pfirsich, um darüber nachzudenken, zu meditieren. »Ein Pfirsich«, sagte sie, »ist heilig. Genauso wie eine Kartoffel heilig ist, ein Teil der Mutter Leben.« Er verstand überhaupt nichts: Schöpfte sie ihre magischen Kräfte aus einer Kartoffel? So hatte er noch niemanden unter den Indianern sprechen hören, und ohne es selbst zu ahnen, begann damit für ihn der lange Weg seiner persönlichen Heilung. Seine Heilung vor allem vom Haß, der ihn erfüllte, der ihn daran hinderte, überhaupt irgend etwas zu verstehen, sich selbst inbegriffen.

»Tanze, mein Junge, tanze«, hatte Estcheemah, die weise alte Frau und Heilerin, dann gesagt. Und der Junge Hyemeyohsts tanzte.

Aufgewachsen in der Armut und Hoffnungslosigkeit der Cheyenne- und Crow-Indianerreservate im nördlichen US-Bundesstaat Montana, war es sein einziges klares Ziel im Leben gewesen, Krieger zu werden, Kämpfer, Soldat der amerikanischen Armee. Doch die Army hatte ihn vom Militärdienst ausgeschlossen, wegen seiner Sehschwäche auf einem Auge, und somit war er ausgemustert.

Schon wieder einmal nicht dazuzugehören war wie ein Todesurteil gewesen. Seine Mutter, ohne Ausbildung, ohne Geld und nach dem frühen Tod seines deutschen

Vaters lange Zeit auch ohne Mann, hatte sich nie um ihn und seine Brüder kümmern können. Die alten Leute im Reservat, von der jüngeren Generation verächtlich »Decken-Indianer« genannt, gaben ihm hin und wieder einen Platz zum Schlafen, eine Suppe, Süßigkeiten, etwas Geld. »Herumlungerer« war noch die freundlichste Bezeichnung für all die Kinder, die ohne festes Zuhause durchs Reservat stromerten, mal etwas stahlen, mal in Schlägereien verwickelt waren. Als Halbblut war er besonderen Diskriminierungen ausgesetzt, ganz unten in einem sozialen Gefüge, in dem neunzig Prozent der Männer Alkoholiker wurden.

Zwischenzeitlich eingefangen in den staatlicherseits angeordneten Indianer-Internaten, liebte er zwar die blütenweiße Bettwäsche und das Essen dort, lief aber wieder und wieder davon. Denn Schule bedeutete einerseits warme Schulräume und eine gewisse Sicherheit, aber auch Abgeschnittensein von der vertrauten Welt. Und Gefangenschaft. Sein Bruder Buck machte Karriere als Dieb, zwischen Reservat und Gefängnis pendelte er hin und her, sein Bruder Perry trank sich zu Tode. Sein dritter Bruder Roy knallte mit seinem Auto bei 180 Stundenkilometern in einen Brückenpfeiler, und sein Freund Rufus Iron Hand wurde erschossen. Anderen Jugendfreunden erging es nicht besser. Charles Crazy Mule wurde zu Tode geprügelt. Bobby Foote beging Selbstmord, er ließ ein aufgebocktes Auto, an dem er »arbeitete«, auf sich krachen. Gewalt, Tod, Verbitterung, Wut und Haß waren alltägliche Erfahrungen, zusammen mit der wundersamen Indianerreservats-Mischung aus Traditionen, alten Wegen, Christentum, Aberglauben, Überbleibseln der Stammeszugehörigkeit, Liebe, moderner Welt und Schwitzhütten.

»Tanze, mein Junge, tanze.« Und Hyemeyohsts tanzte. Er tanzte immer weiter, ohne zu essen, ohne zu trinken. Er fluchte und tanzte. Am Mittag bat er Estcheemah um Wasser. Doch sie sagte nur, »tanze, mein Sohn, tanze weiter«. Er verfluchte alles, sich selbst, die ganze Welt. Doch bereits am Abend waren ihm die Wörter ausgegangen. Zwei Tage und zwei Nächte tanzte er. Am Abend des zweiten Tages hatte er keine Energie mehr, keine Kraft mehr zu kämpfen, nicht einmal zu hassen.

Estcheemah hatte die ganze Zeit bei ihm gesessen und gebetet. Nun nahm sie vier kleine Steine und legte sie nacheinander auf den Boden, ausgerichtet in die vier Himmelsrichtungen: »Im Osten bist du Spirit, Geistwesen, im Westen bist du Körper. Im Süden sind deine Emotionen angesiedelt, und im Norden ist deine Weisheit.« Für Hyemeyohsts war ein Geistwesen etwas aus Hollywood-Filmen, seinen Körper haßte er, weil er ein Halbblut war, das nirgendwo hinpaßte. Daß er Gefühle hatte, wußte er, denn er kannte den Haß auf alles und jeden. Aber Weisheit, nein, weise war er sicher nicht.

Als nächstes nahm Estcheemah einen fünften Stein. »Das bist du, das hier ist dein eigenes Selbst. Ich gebe es dir hiermit, dein Selbst.« Und legte den fünften Stein in die Mitte des Kreises.

Hyemeyohsts saß nur da, in einer Art Schockzustand. Schließlich dämmerte es ihm, daß er tatsächlich etwas besaß, für sich ganz allein, nämlich sein eigenes Selbst. Eine völlig neue Welt eröffnete sich für ihn: Wer sich selbst hat, kann entscheiden und im Prinzip alles tun. Er verstand, daß er selbst es war, der sich heilen konnte, der sich selbst sogar etwas geben konnte, der selbst lernen konnte. Dies war der Wendepunkt seines Lebens und seine erste Lektion von der Heiligen Medizinfrau, die als Zero Chief eine der Bewahrerinnen der bis weit vor die Zeit der Mayas zurückreichenden Lehre vom »Weg der Medizinräder« war.

Heute ist er selbst der jüngste der Zero Chiefs und

lehrt auf seine Art und Weise. Im Schatten großer, alter Eichenbäume bei einer Quelle saßen wir, als er uns aus der Weite begrüßte: »Ihr seid also die Journalisten, die mich interviewen wollen. Na ja, wir werden gleich darüber reden.« Lange, silbergraue Haare hat er und ein scharf geschnittenes, markantes Gesicht. Seinen Indianerhut legte er auf einen Stein bei der Quelle, deren Wasser jetzt mitten im kalifornischen Sommer nur noch ein kleines Rinnsal bildete, das spärlich in ein aus Stein gemeißeltes Becken floß. Der berühmte Medizinmann mit den blauen Augen, er redete schnell und mit großer Autorität: »Nennt mich ruhig Wolf, Hyemeyohsts könnt ihr sowieso nicht aussprechen. Seht ihr die Bergspitzen dort hinten? Soweit eure Augen reichen, dies Land ist unser Land. Hier leben wir ungestört, keiner hat das Recht, uns irgend etwas zu sagen. Alles, was wir mit unseren Leuten besaßen, haben wir vor fast zwei Jahrzehnten für dieses Land bezahlt, hier sind wir zu Hause. So, ihr seid also wegen eines Interviews gekommen. Wen wollt ihr denn interviewen? Den Heiler? Den Schriftsteller? Ich bin auch Sprachwissenschaftler, Universitätsdozent, Begründer einer neuen Kunstrichtung, Medizinmann und Zero Chief, also wen?« Bei so einer Auswahl gab es nur eine mögliche Antwort: alle.

Gedankenverloren sah er einen Moment auf einen großen Kristall im Steinbecken bei der Quelle, lächelte dann fröhlich und sagte: »In Ordnung. Aber ihr seid mir zu hektisch, kein Wunder, ihr kommt von außen in unsere Welt. Ich schlage vor, daß ihr für einige Tage in die Wildnis geht, um mit der Mutter Erde zu beten. Erlebt und spürt die lebendige Natur, achtet den Grashalm, lernt von eurer Mutter. Findet selbst Heilung im Gebet. Unser Land hier ist ein Erdtempel, ein ursprüngliches und wildes Land. Geht also und betet. Sucht eure Vision.«

Damit war unsere Verblüffung komplett. Wir waren für ein Gespräch gekommen, nun sollten wir Tage und Nächte in der Wildnis verbringen, um zu beten. Selbstverständlich jeder für sich allein. Eine Mischung aus Ängsten und Freude. Die legendäre Visionssuche der Indianer. Aber wie sollten wir allein draußen Informationen über ihn bekommen? Und was war mit der Wildnis, welche Tiere lebten hier überhaupt? Als ob er unsere Gedanken lesen könnte, setzte er noch nach: »Wir werden euch aus der Ferne schon betreuen, aber ihr müßt auf euch selbst aufpassen. Ihr seid in den Bergen Nordkaliforniens, alle möglichen Tiere gibt es hier, auch Berglöwen. Einen Bären mußten wir vor einiger Zeit erlegen, weil er uns zu nahe kam. Und natürlich leben hier auch Giftschlangen, ihr müßt gut aufpassen, wo ihr hintretet. Aber keine Angst, ich habe noch niemanden bei der Visionssuche verloren.« Damit drehte er sich zu seinen Leuten um, die in einigem Abstand hinter ihm stehend mit regungslosem Gesicht zuhörten. »Jedenfalls bis heute nicht«, fügte er freundlicherweise noch hinzu und sagte schon im Weggehen, »denkt darüber nach, ich werde zurückkommen, um eure Antwort zu hören.«

In den nächsten Stunden redete niemand mit uns. Alle dort lebenden Personen gingen geschäftig ihren Arbeiten nach. Erst als Wolf am späten Nachmittag zurückkam und wir ihm sagten, daß wir uns freuten, auf die Suche nach der Vision zu gehen, wurde uns klar, daß längst alle Vorbereitungen dafür getroffen worden waren. Eine Frau brachte uns ohne ein Wort zu sagen den Berg hinunter zu unseren Plätzen.

Wir saßen allein und beteten, fünf Tage und vier Nächte in der Wildnis, schweigend.

Den Flügelschlag des Raben lernten wir vom Klang her zu unterscheiden von dem der Geier und sahen den großen Adler hoch oben, auf seinem Flug Richtung Meer. Dies Land ist wildes Land, mit Berglöwen und Bären. Die Schlange durften wir bewundern, lange Zeit lag sie völlig regungslos auf vertrockneten Blättern, um dann ohne jedes Geräusch im hohen Gras zu verschwinden. Eine kleine schwarze Spinne baute ihr Netz, um dann stundenlang bewegungslos und geduldig auf ihre Beute zu warten. Am anderen Morgen war sie verschwunden, aber ihr Netz blieb, im hohen Gras. Den neuen Tag erlebten wir, wie er wirklich ist, vom Morgengrauen bis zur Hitze des Mittags, bis zum Untergang der Sonne, als wir die großen alten Bäume vor dem Abendhimmel tanzen sahen.

Einige Male wurden wir abgeholt. Schweigend führte jemand uns zu einem Berg mit einer überwältigenden Aussicht über die ganze Region oder hinab in ein kleines Tal, wo wir einiges von den Zero Chiefs erfahren durften. Über bestimmte Dinge, so wurden wir gebeten, sollten wir Schweigen bewahren: unsere Vision, und wie es dazu kam, Einzelheiten der Zeremonien, die wir erlebten. Nicht, weil die Dinge an sich Geheimnisse sind, sondern um für andere keine Erlebnisse vorwegzunehmen, keine vorgefertigten Meinungen herzustellen, wenn sie sich selbst auf die Suche nach der Vision begeben sollten. Von Wolf erhielten wir aber auch die Erlaubnis, grundlegende Gedanken aus dem uralten Wissen der Zero Chiefs weiterzugeben, über den Weg des Heilens in der »Lehre des Medizinrads« und über die Rolle der Frau in der Parabel vom »Hausaltar«.

Die Worte des Zero Chiefs über das Medizinrad:

»Das erste, was ein Kind bei uns lernt, ist die Lehre von den Vier Großen Mächten des Medizinrades. Im Norden des Medizinrades ist die Weisheit zu finden. Die Farbe der Weisheit des Nordens ist Weiß, und ihr Medizintier ist der Büffel. Der Süden wird durch das Zeichen der Maus vertreten, und seine Medizinfarbe ist Grün. Es ist der Ort der Unschuld und des Vertrauens; und der genauen Erkenntnis der Natur unseres Herzens. Im Westen ist das Zeichen des Bären. Der Westen ist der Ort des Innenblickes, der von der nach innen schauenden Natur der Menschen spricht. Die Farbe dieses Ortes ist Schwarz. Im Osten steht das Zeichen des Adlers. Er ist der Ort der Erleuchtung, wo wir die Dinge weit und breit klar sehen können. Seine Farbe ist das Gold des Morgensterns.

Mit der Geburt nimmt jeder von uns einen eigenen Anfangsort innerhalb der Vier Großen Richtungen auf dem Medizinrad ein. Dieser Ausgangsort bestimmt unsere erste Art und Weise, die Dinge wahrzunehmen. Er entspricht dann dem leichtesten und natürlichsten Weg, den wir durchs Leben gehen können. Aber jeder, der nur aus der Sicht einer dieser Vier Großen Richtungen die Welt wahrnimmt, wird ein einseitiger Mensch bleiben. So wird ein Mann, der nur die Gabe des Nordens besitzt, weise sein. Aber er wird ein kalter Mann sein, ein Mann ohne Gefühle. Eine Frau oder ein Mann, die nur vom Westen aus ihre Wahrnehmungen machen, immer wieder den gleichen Gedanken denken, werden stets unentschlossen bleiben. Und ein Mensch, der nur die Gabe des Südens hat, wird alles mit den Augen der Maus sehen. Er wird zu nahe am Boden und zu kurzsichtig sein, um etwas anderes zu sehen als das, was unmittelbar neben ihm ist und seine Barthaare berührt.

Nachdem jeder von uns seine Erstgabe, seinen Anfangsort, auf dem Medizinrad kennengelernt hat, müssen wir durch die Suche nach dem Verstehen jeder der Vier Großen Richtungen wachsen. Nur so können wir ein Ganzes werden, fähig zur Harmonie und Entscheidungskraft in unserem Tun. Alles im Rad des Universums hat Geist und Leben, die Flüsse, Felsen, Erde, Himmel, Pflanzen und Tiere. Aber von all den Wesen im Rade ist es allein der Mensch, der seine Richtung bestimmen kann. Unser bestimmender Geist kann nur durch das Erfahren der Harmonie mit unseren Schwestern und Brüdern und all den anderen Geistern des Universums ein Ganzes werden. Um dies zu erreichen, müssen wir lernen, zu suchen und wahrzunehmen. Wir müssen dies tun, um unseren Weg innerhalb des Medizinrades zu finden. Die Visionssuche oder das Erkenntnisstreben ist der richtige Weg, die Suche zu beginnen. Wir müssen alle unserem Verlangen nach Visionen folgen, um zu uns selbst zu gelangen und unsere Beziehung zur Welt um uns herum zu finden.«

Die Worte des Zero Chiefs über den Hausaltar:

»Das Knistern und Knacken des wärmenden, leuchtenden Feuers ist aus dem Herzen des Hauses verschwunden, weltweit – und wir müssen fragen, ob wir unsere Kinder nicht um eines der wertvollsten Erbstücke der Menschheit betrogen haben. Nicht länger können wir uns am tröstenden Licht des Feuers erfreuen. Künstlich machten wir unsere Nächte taghell. Mit dem Verschwinden der vertrauten Herdfeuer verloren wir auch die strahlenden Medizingesänge unserer Erde, unserer Sonne, der Sterne und des Mondes.

Warum haben wir diese Heiligen Feuer ausgelöscht? Sicher, es gibt eine Million vorgefertigter Antworten auf diese Frage, doch ich möchte Euch nur erinnern, an Euren Freund, das Feuer, und sagen, daß Ihr ihn jederzeit treffen könnt, Euren Medizinlehrer der Wärme und des Lichtes, wann immer Ihr wollt.

Die Menschen besitzen ein unglaubliches Werkzeug – den Verstand. Unserem Verstand hat man beigebracht, daß wir nicht mehr Priester und Priesterin in unserem eigenen Heim sein dürfen. Als wir anfingen, dies auch zu glauben, begannen wir, das Altarfeuer als Mittelpunkt des Hauses auszulöschen. Dies war der Moment, in dem wir unser Recht und die Notwendigkeit, unsere eigenen Heiligen Altäre zu haben, fortwarfen. Und die Menschheit leidet noch immer darunter, unter diesem schrecklichen Moment.

Der Hausaltar war seit Menschengedenken Teil des Heimes gewesen, doch wer spricht heute noch von ihm, in unserer modernen Welt? Warum wird diese Information bei der Erziehung unserer Kinder ausgeklammert?

Es ist eine Tatsache – daß jedes Volk, jede Kultur, Religion und jede Familie in der Vergangenheit unserer Erde ihre Hausaltäre hatte.

Da ich selbst durchs sprichwörtliche soziale Netz gefallen bin, entkam ich der Anti-Hausaltar-Meute. Ich lernte also, daß der Altar im Hause heilig ist und wichtig für das Leben und jeden ins Leben geborenen Menschen. Dafür danke ich meinem Schicksal.

Teilt mit mir, was unsere Zero Chiefs über die Wichtigkeit des Hausaltars sagen: Es gibt keine wichtigere Frage für Frauen als die des Altars im Hause. Frauen können ihr Bedürfnis nach dem Hausaltar verstehen, wenn sie anfangen, Fragen über ihr eigenes Selbst zu stellen. Wie sie die Heilige Schöpfung feiern können, und das Leben überhaupt, in perfekter Balance unserer Creatress Mother, der Schöpferin, und unseres Creator Father, des Schöpfers.

Dereinst gehörte der Hausaltar den Frauen, er war ein Mittelpunkt im Leben, ein Ort des Respekts, der Ehre, des Lernens und Lehrens.

Aus Deinen Jahren des Lernens weißt Du, daß das Thema Frauen und die Wichtigkeit des Hausaltars von den meisten Menschen komplett ausgeklammert wird. Der Grund dafür ist einfach: Frauen sollen keinen ehrenhaften Platz in ihrem eigenen Haus haben, ganz besonders keinen Platz der Achtung, der spirituelle Autorität hat.

Ja, in der jüngeren Vergangenheit, vor zwei- bis dreitausend Jahren, wurde die Heilige Mutter Leben niedergemacht, und seither leiden wir darunter. Seit die weibliche Seite der Schöpfung, unsere Creatress Mother, geleugnet wurde und unsere Mutter Erde als lebendiges Wesen nicht mehr anerkannt war, seit diesem Zeitpunkt mußten auch die Frauen die brutale Erfahrung machen, nicht mehr anerkannt zu werden.

Ein wirkliches Gleichgewicht wird in jede Gemeinschaft erst dann zurückkehren, wenn die Frauen und ihre Kinder unsere Schöpferin und unseren Schöpfer wieder als gleich in ihrer natürlichen Balance feiern und ehren können. Dies beginnt im eigenen Haus.

Jede Frau weiß dies, tief im Inneren, genauso wie die Priesterinnen alter Zeiten um die Wichtigkeit des Hausaltars wußten. Frauen ehren und feiern das Leben und haben eine besondere lebendige Beziehung zur Mutter Erde und der Heiligkeit des Lebens.

Die Kinder werden von Frauen geboren, und darum sind es die Frauen, die mit Leben und Tod sehr direkt zu tun haben. Frauen sorgen für die Gesundheit ihrer Familien und achten das Leben, beides hängt eng zusammen. Welche Mutter betet nicht für das Wohlergehen ihres Kindes und wird zur Heilerin in ihrem Haus? Welche Frau wird die Heiligkeit des Lebens verleugnen, wenn sie doch für Heilung betet?

Die Frage für jede Frau, jeden Mann der heutigen Zeit lautet nun, was bedeutet es für uns, daß wir keinen Hausaltar haben? Was für Auswirkungen auf die Frauen und alle Menschen hat die Tatsache, daß die Creatress Mother, die Schöpferin, geleugnet und herabgesetzt wird? Sieh doch, wie brutal Frauen behandelt werden in einer Welt, die die Mutter der Schöpfung leugnet.

Frauen brauchen die Selbstachtung und Harmonie im Haus und im persönlichen Leben. Frauen werden diese Medizin, diese Art der Achtung, wiedererlangen, in der Sekunde, in der sie die Mutter alles Lebendigen in die Mitte ihres Lebens rücken. Die Frauen werden wieder geachtet und geehrt werden, wenn sie der Welt mitteilen, daß sie wissen, daß die Creatress Mother, die Göttin, gleichgestellt ist unserem Creator Father, Gott. Diese Botschaft wird ein neues Gleichgewicht in unsere leidende Welt bringen.

Es ist nur eine Frage der Zeit, bevor dies wahr wird. Die Frauen auf der ganzen Welt wachen bereits auf. Wie lang die Zeiten der Ignoranz auch gewesen sind, eines Tages sind sie zu Ende. Unsere Heilige Schöpfungsmutter wird eines Tages gleichberechtigt geehrt mit dem Schöpfungsvater. Und dann wird die Heilige Erde eines Tages wieder geliebt und geachtet wie das Leben selbst.

Es werden die Frauen sein, die die große Veränderung unter den Menschen der Erde beginnen. Durchführen werden sie dies, indem sie der Göttin der Schöpfung ihren ehrenvollen Platz wiedergeben und für ihre eigene Selbstachtung kämpfen.

Der Altar einer Frau sind die Jahreszeiten – sie wird sie feiern und von allem Leben lernen. Die Menschen teilen ihr Leben mit der Schöpfung insgesamt, auf einer alltäglichen Grundlage. Das Leben ist für jeden Menschen ein einzigartiges Geschenk, Tag für Tag. Und jede Frau weiß das. Ja, es beginnt alles mit dem Feuer als Mittelpunkt im Haus – sogar wenn dieses Heilige Feuer nur die kleine Flamme einer Kerze ist.«

Als unsere Visionssuche zu Ende war, begann es zu regnen. »Ein gutes Zeichen«, sagte Wolf, »seitdem wir hier sind, hat es zu dieser Jahreszeit noch nie geregnet.« Wir waren drüber erfreut und vor allem erleichtert, denn wir wußten, daß die Indianer solchen Zeichen der Natur große Bedeutung beimessen und am Ende einer Visionssuche geradezu erwarten.

Die Einheit der Schöpfung intellektuell zu verstehen, ist eine Sache, sie aber mit dem eigenen Körper und allen Sinnen zu erleben, geht weit darüber hinaus: Es wird zur Erfahrung, wie die eigene Person eins ist mit der lebendigen Erde, den Tieren und Pflanzen.

Die Zeremonien und die Gedanken, die wir von Wolf bekommen hatten, ließen uns vieles neu überdenken. Heilen hatte eine zusätzliche, neue Dimension erhalten. Beim Weißen Wolf, dem Zero Chief, ging es nie um die Heilung einer bestimmten Krankheit, sondern um die Heilung der Person selbst. Heilung als Weg, der nur im Einklang mit der Natur gegangen werden kann.

Mit Hyemeyohsts Storm zu sprechen, ihn zu erleben, war die Erfüllung eines langgehegten Wunsches, um eine der ältesten Quellen des Heilens kennenzulernen. Was wir erfuhren und von ihm lernten, liegt jenseits der Wissenschaften und ist für viele Menschen mit ihrem Verständnis von ›modernem Leben‹ nicht vereinbar. Heilen hat viele heute noch unerklärbare Aspekte: die Lehren, Rituale und Zeremonien der Naturvölker gehören dazu. Auch wenn weder die Ergebnisse reproduzierbar sind noch ihre Wirkung von Wissenschaftlern erklärt werden kann.

8

Energieübungen und Techniken für die Hausapotheke von Imre Kerner

Mit dem Heilen durch Energie ist es wie mit dem Geschmack von Mango, vielleicht sind Sie, liebe Leser, über diesen Satz ganz am Anfang, in der Einleitung, »gestolpert«. Stellen Sie sich vor, Sie hätten noch nie eine Mango gegessen, Sie kennen also ihren Geschmack nicht. Vielleicht gibt es ein Buch über den Geschmack von Mangos, viele Seiten, auf denen die besten Mangoexperten ihren Geschmack beschreiben. Wenn Sie dieses Buch durchlesen würden, hätten Sie alle Informationen darüber bekommen, wie Mangos anderen schmecken, aber Sie selbst wüßten es immer noch nicht. Es gibt nur einen Weg, den Geschmack von Mango kennenzulernen: Sie müssen mindestens einmal selbst »reinbeißen«.

Wie mit dem Geschmack von Mango, so ist es auch mit der Energie Ihres Körpers, die heilen kann. Wenn Sie diese Energie einmal selbst gespürt, gefühlt und erfahren haben, werden Sie erst wissen, wie sie sich anfühlt. Sie haben jetzt zwar viele Seiten über Energie und Heilen gelesen, viel Wissenswertes dabei gelernt, aber all dies kann Erleben und eigene Erfahrungen niemals ersetzen. Um »auf den Geschmack zu kommen« und die körpereigenen Energien als Teil »Ihrer Hausapotheke« anwenden zu können, habe ich einige Übungen und Techniken für Sie zusammengestellt.[41)] Diese energetischen Übungen habe nicht ich entwickelt, und sie gehören auch nicht mir, sondern ich habe sie von meinen Lehrern »bekommen«, vor allem von Rosalyn Bruyere, die ihre Erlaubnis gegeben hat, daß ich sie weitergebe.

Energie holen

Bevor Sie anfangen können zu üben, wie Sie Ihre eigene Energie mit den Händen spüren, müssen Sie dafür sorgen, daß ihr Körper genügend Energie hat. Vor allem, wenn Sie lange gesessen oder gelegen und gelesen haben, läuft Ihr Körper »auf Sparflamme«.

Stehen Sie auf, Ihre Füße sollten dabei so weit voneinander entfernt sein, wie Ihre Hüfte breit ist. Die Innenseiten der Füße sind parallel zueinander, und Ihre Knie sind leicht gebeugt. Wichtig ist Ihre Körperhaltung, bitte unter keinen Umständen ein Hohlkreuz machen, das Becken so weit nach vorne kippen und den Kopf heben, damit die gesamte Wirbelsäule möglichst gerade ist. Die Schultern sind entspannt, die Arme hängen locker herunter, wobei die Hände automatisch seitlich der Beine sind. Sollten Ihre Hände mehr vorn an den Beinen sein, bedeutet das, daß Sie Ihre Schultern zu weit nach vorn hängen lassen. Um dies zu korrigieren, gehen Sie mit dem Brustbein mehr nach vorn, wobei Schultern, Arme und Hände ihre richtige Position von selbst finden.

In dieser Haltung zu stehen, wird vor allem in der Bioenergetik, einer der Methoden von Körperarbeit, als »Grundposition« bezeichnet. Es kann sein, daß es Ihnen anfangs fremd, vielleicht sogar etwas unbequem vorkommt, so zu stehen. Bitte bedenken Sie dabei, daß eine andere Körperhaltung, die Sie vielleicht seit Jahrzehnten einnehmen, für Sie zur Zeit bequemer ist, aber dennoch nicht optimal für Ihren Körper.

Die Atmung ist eine der wichtigsten Quellen für die Energie des Körpers. Für energetische Übungen sollten Sie etwas langsamer, dafür aber etwas tiefer atmen als gewöhnlich. Atmen Sie gleich lang aus und ein, und achten Sie darauf, daß die kurze Atempause zwischen Einatmen und Ausatmen gleich ist wie beim Ausatmen und Einatmen, und daß diese Pausen immer eingehalten werden.

Wenn Sie in der Grundposition stehen und zehn, fünfzehn Atemzüge wie beschrieben gemacht haben, können Sie bereits eine gewisse Veränderung in Ihrem Körper wahrnehmen. Manche sagen, daß »Ruhe eingekehrt ist«, andere bezeichnen den Zustand als »angenehm entspannt«. Wenn Sie dies anders empfinden, dann gilt das für Sie, verlassen Sie sich auf Ihr Gefühl.

Nach einigen weiteren Atemzügen in der Grundposition heben Sie Ihre Hände, nur vom Ellbogen aus, beim Einatmen bis knapp unterhalb der Brust, dabei schauen die Handflächen nach unten. Beim Ausatmen gehen die Unterarme nach unten, die Ellbogen werden aber nicht ganz durchgestreckt, und die Händen bleiben nach vorn gerichtet mit den Handflächen nach unten. Bei jedem Ein- und Ausatmen werden die Hände auf die gleiche Weise gehoben und wieder gesenkt. Sie bewegen Ihre Hände, solange Sie ein- oder ausatmen, und Sie atmen so lange, wie Sie Ihre Hände heben oder senken. Atmung und Bewegung der Hände sind miteinander gekoppelt. Auch in den Atempausen, wo die Hände entweder in gehobener oder gesenkter Stellung nicht bewegt werden. Achten Sie darauf, daß Ihr Körper während der gesamten Zeit in der Grundposition bleibt: Die Knie werden nie durchgedrückt, die Schultern sind entspannt, das Becken ist etwas nach vorn gekippt, damit die Wirbelsäule gerade bleibt.

Dies ist eine tägliche Übung, um Energie zu holen, am besten drei bis fünf Minuten lang. Stellen Sie sich von Anfang an bei der Übung vor, wie die Energie – wenn Sie einatmen und die Hände langsam heben – aus der Erde, durch die Füße und Beine in den Körper hineinströmt und beim Ausatmen – wobei Sie die Hände langsam senken – die Energie durch die Arme und Hände wieder hinausströmt. »Energie zu haben« ist nicht etwas Statisches, es ist ein Fließen von Energie, und mit dieser Übung wird ihre Fließgeschwindigkeit erhöht, wodurch Sie dann mehr Energien als vor Beginn der Übung haben. Manche Personen fühlen dieses Fließen der Energie bereits nach wenigen Minuten körperlich, bei anderen bedarf es vieler Tage, manchmal Wochen, bis sich dieses Gefühl einstellt, vorausgesetzt, es wird jeden Tag weitergeübt.

Energie fühlen

Nachdem Sie bereits fühlen, wie die Energie beim Hochholen aus der Erde durch Ihren Körper, die Arme und Hände fließt, reiben Sie Ihre Handflächen ein paar Mal schnell aneinander. Dann schütteln Sie Ihre Hände ein-, zweimal aus, um die Wärme, die durch die Reibung entstanden ist, nicht mehr zu spüren. Das Ausschütteln ist etwa so, als ob man Wasser von den Händen abschütteln würde, bevor sie mit einem Handtuch getrocknet werden. Während des Reibens und Ausschüttelns der Hände geht die Atmung unverändert weiter – wie beim Energieholen –, und auch die Körperhaltung der Grundposition wird nicht verändert. Atmung und Körperhaltung sind auch die Voraussetzungen dafür, daß Sie die Energie Ihrer Hände selbst spüren können.

Dies geht so: Sie heben die Hände und Unterarme, bis sie etwa waagerecht sind, dabei bleiben die Schultern entspannt. Die Hand ist geöffnet, und die Finger sind gerade, die beiden Handflächen sind zueinander gerichtet und parallel, in einem Abstand, der der eigenen Schulterbreite etwa entspricht. Bewegen Sie langsam die Handflächen aufeinander zu, und achten Sie darauf, ob sich dabei die Empfindung der Handflächen verändert. Beim Zueinanderbewegen der Handflächen kann ein Gefühl eintreten, das manche Menschen als »Wärme«, andere als »Kälte« oder »Kribbeln« und viele als plötzlich auftretenden »ganz geringen Widerstand« beschreiben, als wenn sie eine »große Seifenblase« zwischen den Händen hätten. Es ist gleich, welche Empfindung bei Ihnen eintritt, wichtig ist, daß Sie sich den Abstand Ihrer Hände merken, wo Ihre Empfindung aufgetreten ist. Erwarten Sie kein starkes Gefühl in Ihren Handflächen. Die Empfindung ist schwach, und die meisten Personen fragen sich am Anfang, ob das eine Einbildung war oder ein tatsächliches Gefühl.

Wenn Sie beim ersten »Zueinanderfahren« der Handflächen nichts gespürt haben, machen Sie dasselbe noch einmal. Aber dieses Mal langsamer, lassen Sie sich Zeit, und achten Sie ganz besonders auf die richtige Atmung und Körperhaltung.

Sie können das kaum wahrnehmbare Gefühl der Hände vertiefen und damit für sich selbst objektivieren, wenn Sie Ihre Hände um den Abstand herum, wo Ihre erste Empfindung auftrat, langsam hin- und herbewegen. Wenn im selben Abstand mehrmals hintereinander, beim Zueinanderfahren der Handflächen, dieselbe Empfindung auftritt, werden Sie wirklich »wissen«, daß Sie »dieses Etwas« gespürt haben.

Die Ursache Ihrer Empfindung ist nichts »Jenseitiges« oder »Esoterisches«, obwohl Sie in der Luft zwischen den

Handflächen nichts sehen konnten. Um Ihre Hände herum sind Energiefelder, die geringfügig mit negativen Ionen aufgeladen sind. Wenn sich diese Felder beim Aufeinanderzubewegen der Handflächen berühren, kommt es zum »Seifenblaseneffekt«, zu einem sehr geringen Widerstand, weil sich die gleichgeladenen Energiefelder der Hände gegenseitig »abstoßen«, wie zwei Magneten, wenn sie »falsch« zueinander geführt werden. Ist einmal der Widerstand beim weiteren Zueinanderfahren der Hände überwunden, kann sogar das Gefühl auftreten, als ob die Handflächen sich gegenseitig anziehen würden.

Der Abstand Ihrer Hände, bei dem Ihre Empfindung auftritt, ist ein Maß für die Energie Ihres Körpers. Dies kann sich von Tag zu Tag, sogar von Stunde zu Stunde, ändern. Nachdem Sie gelernt haben, die Energie zwischen den Händen zu spüren, macht es Sinn, diese Übung vor und nach dem »Energieholen« zu machen, um zu schauen, wie sich das Energieniveau des Körpers verändert hat. Dabei ist es wichtig, daß Sie sich von Ihrer Erinnerung, wie groß der Abstand Ihrer Handflächen vorher war, nicht beeinflussen lassen, weil er sich wesentlich verändern kann und jedesmal neu »ermittelt« werden muß.

Energie anderer Lebewesen spüren

Selbstverständlich können Sie mit Ihren Händen nicht nur die eigenen Energien spüren, sondern bei anderen Menschen genauso wie bei Tieren und Pflanzen, vor allem bei Bäumen. Dabei ist es wichtig, zuerst für sich selbst zu ermitteln, ob Sie mit der rechten oder linken Hand besser fühlen können. Bei Ihrem Partner, dem Kind oder der Freundin bewegen Sie dazu langsam Ihre

Handfläche zum Körper hin, in Brusthöhe oder zum Kopf. Mit einiger Übung werden Sie feststellen können, daß Sie fühlen, daß der ganze Körper von einem Energiefeld umgeben ist, das an verschiedenen Stellen durchaus unterschiedlich »dick« sein kann. Es kann Ihnen dabei passieren, daß Sie mit Ihren Händen über Körperteilen, mit denen dieser Mensch Probleme hat, wie Krankheiten oder Entzündungen, die Energie anders empfinden als an den übrigen Stellen am Körper. Mit der »neuen Empfindung« über der kranken Stelle und dem Wissen, welche Schwierigkeiten vorliegen, beginnen Sie bereits, Krankheiten mit Ihren Händen zu spüren, ohne den Körper anzufassen.

Ganz besonders leicht ist es, das Energiefeld großer, alter Bäume zu spüren. Die Energie der Bäume fließt direkt im Stamm und ist deutlich wahrnehmbar. Wer die Handfläche auf den Baumstamm legt, spürt meistens ein »Kribbeln wie von Ameisen«. Dieses »Kribbeln« kann sich bei verschiedenen Baumarten durchaus unterschiedlich anfühlen, Buchen empfindet man als »luftiger« im Vergleich zu den »schweren« und »mächtigen« Eichen. Wichtig ist nur, sich dazu auch wirklich große und alte Bäume auszusuchen, die im Saft stehen. Die Grundregel lautet: Je älter und größer ein Baum ist, desto größer seine Energie.

Um die unterschiedlichen Energien der Bäume kennenzulernen, legt man nicht nur die Hände auf, sondern lehnt sich mit dem Rücken gegen verschiedene Baumstämme oder »umarmt« die Bäume. Hat man im Wald einen großen Baum gefunden, dessen Energiefeld man deutlich spürt, und den Baum zusätzlich auch noch besonders »mag«, bleibt man länger bei ihm. Mit dem Rükken an den Stamm gelehnt, auf seinen Wurzeln zu sitzen und so mit dem Baum zu meditieren, macht Spaß und gibt Energie. Die Energiefelder von Mensch und Baum verschmelzen miteinander, dabei wird unser eigenes Energiefeld gereinigt und neu ausgerichtet.

Um die verschiedenen Aspekte der Energie des Baumes zu fühlen, legen Sie sich auch mit dem Rücken auf den Boden, und zwar so, daß der Kopf den Stamm berührt. In dieser Position spüren wir die Energie des Gesamtorganismus Baum mit den Wurzeln zusammen, anders als vorher beim Stehen oder Sitzen an den Stamm angelehnt. Jetzt nicht die Augen zumachen! Allein schon der Blick den mächtigen Baumstamm hinauf bis ganz hoch zu den Ästen und seiner Krone ist etwas Außergewöhnliches, eine Perspektive, die wir nicht kennen und die unsere eigene Wichtigkeit und Größe relativiert. Eine Meditation mit dem Baum hilft auch zu lernen, sich als Teil der Natur zu begreifen und zu ihr zurückzufinden, sie kann Stunden dauern oder Minuten. Obstbäume sind dafür weniger geeignet, weil sie einen großen Teil der Energien in die Früchte stecken. Zur Winterzeit wird man grundsätzlich weniger Energie bei Bäumen wahrnehmen, sie halten eine Art »Winterschlaf«.

Energie geben

Wenn zwei Menschen so nah sind, daß die beiden Energiefelder sich berühren oder sie sich anfassen, findet immer ein Austausch von Energie statt. Dabei verhält sich die Energie so wie das Wasser, das immer von der höheren zur niedrigeren Stelle fließt: Wer mehr Energie hat, gibt dem anderen Energie, auch ohne es zu wissen oder zu wollen, bis beide Menschen etwa dasselbe Energieniveau haben. Wenn Sie also Energie geben wollen, sorgen Sie durch die Übung »Energie holen« dafür, daß Sie genügend haben, um geben zu können.

Wenn der Partner oder Ihr Kind nach Hause kommt und sich vom Alltag erschöpft hinsetzt, stehen Sie hinter ihm in der Grundposition und legen beide Hände sanft oben so auf den Kopf, daß die Hände sich nicht berühren. Sie haben vorher schon gelernt, jedes Mal beim Einatmen Energie hochzuholen und beim Ausatmen herausfließen zu lassen. Lassen Sie die hochgeholte Energie durch Ihre Hände in den Kopf, den Brustkorb, in den ganzen Körper des Sitzenden hineinfließen. Nach drei bis fünf Minuten können Sie sicher sein, daß Sie die erschöpft heimgekehrte Person mit Energie aufgefüllt haben. Derjenige, der sitzt, wird Ihr Energiegeben als sehr angenehm empfinden, unabhängig davon, ob er weiß oder nicht weiß, was Sie willentlich und mit Liebe tun.

Seien Sie sicher, daß Sie mit Ihrer Energie, in Liebe gegeben, nichts falsch machen können und nichts Negatives bewirken. Wenn liebevolle menschliche Berührung nachteilige »Nebenwirkungen« haben könnte, gäbe es sicherlich nicht etwa sechs Milliarden Menschen auf der Erde. Und: Wenn Sie richtig stehen, können Sie sich durch das Energiegeben nicht selbst entleeren. Im Gegenteil, durch das richtige Atmen erhöhen Sie den eigenen Energiefluß, so daß Sie am Ende des Gebens mehr Energie haben als zuvor.

Eine ganz besonders wirksame Methode ist es, wenn Sie Ihre Hände nicht oben auf den Kopf einer sitzenden Person legen, sondern jeweils nur mit dem Zeige- und Mittelfinger zusammen an beiden Seiten den Kopf, etwa zwei bis drei Zentimeter oberhalb der Ohren, sanft berühren. Sie stehen dabei wieder in der Grundposition und achten besonders darauf, daß Schultern und Arme entspannt sind. Mit dem Einatmen holen Sie wie immer die Energie hoch. Beim Ausatmen aber lassen Sie jetzt nur durch die beiden Finger der linken Hand die Energie in den Kopf fließen, für sieben bis zehn Atemzüge.

Für die nächsten sieben bis zehn Atemzüge lassen Sie die Energie dann nur durch den rechten Zeige- und Mittelfinger in den Kopf fließen. Dann wieder von links, für fünf, sechs Atemzüge, dann von rechts genauso lang. Anschließend können Sie nach zwei, drei Atemzügen, später nach jedem Atemzug die Richtung wechseln. Nach zwei Minuten ständigen Wechselns der Energierichtung ist die Behandlung beendet.

Diese Behandlung, das energetische Ausbalancieren der beiden Gehirnhälften, wurde von Rosalyn Bruyere entwickelt. Sie brachte sie ursprünglich Müttern bei, die Kinder mit epileptischen Anfällen hatten. Mit Hilfe dieser Behandlung konnten die Mütter erreichen, daß ihre Kinder immer weniger Anfälle hatten und mit immer weniger Medikamenten auskamen. Die spätere jahrzehntelange Anwendung zeigte, daß diese Technik bei Kopfschmerzen sehr oft gute Hilfe leistet, das Wohlbefinden spürbar steigert und auch bei nervösen Kindern mit Lernschwierigkeiten hilft. Durch die Energie, die mal von rechts, mal von links kommt, werden die beiden Gehirnhälften energetisch immer mehr miteinander verknüpft, die Koordination läuft besser.

Nur im Fall echter Migräne sollte diese Technik nicht angewendet werden, weil Migräne – energetisch betrachtet – von einem Energiestau im Kopf verursacht wird. In diesem Fall darf keine Energie zusätzlich gegeben werden.

Sollte jemand in Ihrer Familie Beschwerden haben, die örtlich klar begrenzt sind, wie zum Beispiel Schmerzen und Verspannungen in einer Schulter oder ein Sprunggelenk wurde verstaucht, können Sie dieselbe Technik wie beim Ausbalancieren der beiden Gehirnhälften anwenden. Dabei legen Sie aber die Hände flach um die problematische Stelle, also bei der Schulter vorn und hinten, beim Sprunggelenk jeweils auf die rechte und linke Seite. Energie holen und in immer kürzeren Abständen die Richtung wechseln, wie vorher am Kopf, bleibt gleich. Selbstverständlich ist es im Fall der Behandlung eines Sprunggelenks notwendig, daß Ihr kleiner oder großer »Patient« dabei liegt und Sie sitzen. Wichtig ist, daß Ihre Füße flach auf dem Boden sind und Sie mit gerader Wirbelsäule bequem sitzen. Solange Sie sich verdrehen oder verrenken müssen, sollten Sie mit dem Energiegeben nicht beginnen.

Heilen durch Energie können Sie nur dann lernen, wenn Sie es tun. Die »Patienten« in Ihrer Familie werden für diese Art der Medizin aus der Hausapotheke immer dankbar sein, denn wem tut eine liebevolle Berührung nicht gut? Sie werden es kaum erleben, daß ein kleiner oder großer »Patient« zu Ihnen sagt: »Ich habe schon genügend Energie, hör auf.« Nach zehn, spätestens fünfzehn Minuten beenden Sie von sich aus die Behandlung sanft. Sorgen Sie in jedem Fall dafür, daß Ihr eventuell etwas schläfrig gewordener »Patient« Zeit hat, mit Ruhe in den Alltag zurückzukehren. Die Faustregel für die Häufigkeit des Energiegebens ist: Einmal am Tag genügt.

Und vergessen Sie nie, daß die energetische Behandlung aus Ihrer »Hausapotheke« den notwendigen Gang zum Arzt nicht hinauszögern darf und nicht ersetzen kann. Sehr wohl aber hilft sie – zusätzlich zu der vom Arzt verordneten Therapie oder eben auch »nur« zur Entspannung.

Kontaktadressen

Kontakt zu Heilern:

Dachverband Geistiges Heilen
Geschäftsstelle
Steigerweg 55
69115 Heidelberg
Tel. 06221-16 96 06, Fax: 06221-16 96 07

Therapeutic Touch Ausbildung:
Kursorganisation: Sabine Dietrich
Herchenbachstr. 11
51491 Overath Tel. & Fax: 02206-39 44
Das Deutsche Institut für Therapeutic Touch ist Mitglied der ITTA (International Therapeutic Touch Association), über die gleiche Prüfungsstandards, Zertifikate für Personen aus den Gesundheitsberufen, gleiche Qualitätsstandards der Ausbildung, Lehrerfortbildung etc. für Österreich, Deutschland, die Niederlande, Belgien, Luxemburg, Skandinavien und Südafrika garantiert werden. Medizinische Laien können ebenfalls am Kursprogramm Therapeutic Touch teilnehmen.

Biophotonenforschung:
Dr. Fritz Albert Popp
Internationales Institut für Biophysik e.V.
Station Hombroich
41472 Neuss

Biofeedback/Gehirnwellen:
Dr. E. Green/Dr. P. Norris/Dr. Steven Fahrion
Life Sciences Institute of Mind-Body Health, Inc.
2955 SW Wanamaker Drive, Suite B
Topeka, Kansas 66614, USA

Rosalyn Bruyeres Seminare:
Seminarorganisation Wolfgang Gillessen
Balanstr. 365
81549 München
Tel. & Fax: 089-68 00 70 72

Videos mit Rosalyn Bruyere:
- »Aura – Heilkraft oder Schwindel«
- »Mit Händen heilen« – Das Trainingsprogramm mit Rosalyn Bruyere zu beziehen über:

Sabine Dietrich
Herchenbachstr.11
51491 Overath
Tel. & Fax: 02206-39 44

Englische Heiler-Organisation:
National Federation of Spiritual Healers
Old Manor Farm Studio, Church Street
Sunbury-on-Thames, Middlesex TW16 6RG
Großbritannien, Tel. 0044-932-78 31 64/5

Hyemeyohsts Storm (White Wolf):
Postf. 1133
82433 Bad Kohlgrub

Seminare mit Dr. Imre Kerner zum Energietraining »Heilen durch Energie«:

Seminarorganisation Anja Homeyer
Eschbachstr. 45
42659 Solingen
Tel. & Fax: 0212-244 35 65
Handy: 0171 366 66 98
e-mail: kerner.di@cityweb.de

Imre Kerner, Autor dieses Buches, unterrichtet in Ausbildungsseminaren energetisches Heilen im In- und Ausland, u. a. in Köln, Berlin, Gera, Braunschweig, Heilbronn und Wien. Für Information & Anmeldung wenden Sie sich bitte an Seminarorganisation Anja Homeyer.

Quellenverzeichnis

1) Life, (1. 9. 96) »See me, Feel me, Touch me« und persönliche Mitteilungen. Whitworth, Jery, Complementary Care Center, New York, Februar 1997

2) Quinn, J. F., (1989) On Healing, Wholeness, and the Healing Effect, Nursing and Health Care 10 (10), 553–556

3) Grad, Dr. B., (1965) Some Biological Effects of the »Laying on of Hands«: A Review of Experiments with Animals and Plants, Journal of the American Society for Psychical Research, 59 (2), 95–129

4) Krieger, Dr. D., The Response of in-vivo Human Hemoglobin to an Active Healing Therapy by Direct Laying-on of Hands, 1972, 12–15

5) Krieger, Dr. D., Healing by the Laying-on of Hands as a Facilitator of Bioenergetic Change: The Response on in-vivo Human Hemoglobin, Psychoenergetic Systems, 1974, 121–129

6) Krieger, Dr. D., The Personal Practice of Therapeutic Touch, Bear & Company Publishing, Santa Fe, New Mexico, 1993

7) Heidt, P., (1979) An Investigation of the Effects of Therapeutic Touch on Anxiety of Hospitalised Patients (Dissertation), New York University

8) Quinn, Dr. J. F., (1982) An Investigation of the Effect of Therapeutic Touch Done without Physical Contact on State Anxiety of Hospitalised Cardiovascular Patients (Dissertation), Dissertation Abstracts International (University Microfilms No. DA 82-26-788)

9) Fedoruk, R. B., (1984) Transfer of the Relaxation Response: Therapeutic Touch B as a Method for Reduction of Stress in Premature Neonates (Dissertation), University of Maryland

10) Keller, E., and Bzdek, V. M., (1986) Effect of Therapeutic Touch on Tension Headache Pain, Nursing Research 35(2) 101–I05

11) Wirth, D. P., M. S., J. D., The Effect of Non-contact Therapeutic Touch on the Healing Rate of Full Thickness Dermal Wounds, Subtle Energies, Vol. I, 1990

12) SPIEGEL, 6/1997: »Überblick verloren«

13) Green, Dr. Elmer et al. »Anomalous Electrostatic Phenomena in Exceptional Subjects«, Subtle Energies, Vol. 2, Number 3, 1991

14) zitiert nach: Wendell, Spencer, AS, & Green, Elmer, PhD, »Copper Wall Research, Technical Note 3«, Voluntary Controls Program, The Menninger Clinic, 1991

15) Norris, Dr. Patricia, persönliche Mitteilungen: Interview in Topeka, Kansas, 1992 und 1996, sowie Porter, Garrett & Norris, Dr. Patricia, »Why Me? Harnessing the Healing Power of the Human Spirit«, Stillpoint Publishing, Walpole, New Hampshire, 1985

16) Green, Dr. Elmer & Alyce, »Beyond Biofeedback«, Knoll Publishing Company, Inc. Ft. Wayne, Fifth Printing 1989

17) ebd.

18) ebd.

19) Fahrion, Dr. Steven L., Wirkus, Mietek and Pooley, Patricia, »EEG Amplitude, Brain Mapping, & Synchrony in & between a Bioenergy Practitioner & Client during Healing«, in: Subtle Energies, Vol. 3, Number I, Page 19

20) Sugano, Hisanobu, Uchida, Seiya & Kuramoto, Itsuo, »A New Approach to the Studies of Subtle Energies«, in: Subtle Energies, Vol. 5, Number 2, 1994, Page 143

21) Russek, Dr. Linda G., & Schwartz, Dr. Gary E., »Interpersonal Heart-Brain Registration and the Perception of Parental Love: A 42 Year Follow-up of the Harvard Mastery of Stress Study«, in: Subtle Energies, Vol. 5, Number 3, 1994, Page 195

22) Peniston, E. G., and Kulkosky, P. J., »Alpha-Theta Brainwave Training and B-endorphin Levels in Alcoholics. Alcoholism: Clinical and Experimental Research, 13, 1989, 271–279

23) Peniston, E. G., and Kulkosky, P. J., »Alpha-Theta Brainwave Neurofeedback Therapy for Vietnam Veterans with Combat-Related Post Traumatic Stress Disorder, in: Medical Psychotherapy, 4, 1991, 47–60

24) Boeving, H., »Watching Addictions Disappear«, in: Menninger Perspective, I, 1993, The Menninger Clinic, Topeka, Kansas, 1993

25) »Faith & Healing«, Time Magazine, Vol. 147, No. 26, 24. 6. 1996

26) »Aura – Heilkraft oder Schwindel«, Fernsehfilm von Dagny Kerner / Imre Kerner auf Video, 1993, Bezugsquelle siehe Adressenanhang

27) Bruyere, Rosalyn L., »Das Geheimnis der Chakras«, Wilhelm Heyne Verlag, München, 1997

28) Interview mit Dr. Valerie Hunt in Los Angeles 1992

29) Firgau, Dr. Bernhard, »Rechtshandbuch für Heiler«, DGH-Schriftenreihe, Bd. I, info verlag klaus schlapps, Buchloe, 1995

30) ebd.

31) ebd.

32) Berliner Zeitung (BZ), »Ärztekammer über Rolf Drevermann: Wunderheiler sind keine Scharlatane«, 7. 8. 1992

33) ebd.

34) Hamburger Abendblatt, »Die Post aus Bonn«, 29. 12. 1992

35) Interview mit Dr. Harald Wiesendanger, März 1997, und: Wiesendanger, Dr. Harald, »Das Große Buch vom

Geistigen Heilen«, S. 261 ff., Scherz Verlag, Bern München Wien, 1996

36) Interview mit Dr. Wiesendanger, März 1997

37) Robertson, Jean, »Spiritual Healing in General Practice«, in: Journal of Alternative & Complementary Medicine, April 1991

38) Europäisches Parlament, »Entwurf eines Berichts zur Rechtsstellung der nichtkonventionellen Medizinrichtungen«, Berichterstatter: Paul Lannoye, 18.4.1996, DOC-DE/PR/ 289543

39) Storm, Hyemeyohsts, »Sieben Pfeile«, Wilhelm Heyne Verlag 1997

40) Storm, Hyemeyohsts, »Lightningbolt«, Hugendubel Verlag 1997

41) »Mit Händen heilen«, Übungen und Techniken von und mit Rosalyn Bruyere auf Video, Bezugsquelle siehe Adressenanhang

Dagny Kerner · Imre Kerner
Der Ruf der Rose

Was die Pflanzen fühlen und
wie sie mit uns kommunizieren
KiWi 362

Die Fernsehjournalisten Dagny Kerner und Imre Kerner unternehmen eine Reise durch viele Länder zu den Menschen, die mit Pflanzen kommunizieren, und sie berichten in unterhaltsamen Reportagen über Erstaunliches sowohl aus dem Reich der Wissenschaft als auch aus der Welt des (scheinbar) Irrationalen.